KB274306

당뇨를 이겨낸 사람들

일러두기

- 불필요한 오해를 피하기 위해 환자들이 인터뷰에서 얘기한 특정 병원이나 진료기관, 의사나 약사, 의약품, 식품 등은 구체적인 이름을 생략하거나 수정 표기했습니다. 또한 환자와 가족의 목소리를 생생하게 전달하기 위해 인터뷰 내용은 구어(口語)로 표기했음을 밝혀둡니다.
- 이 책은 한국연구재단의 연구 과제 [질병체험 내러티브 데이터베이스 구축을 위한 다학제적 연구: 언어학적 연구 방법론을 기반으로]를 수행한 질병체험이야기 프로젝트의 결과물을 재구성했습니다.

당뇨를 이겨낸 사람들

초판 발행 2015년 9월 20일

지은이 질병체험이야기 연구팀 / **펴낸이** 김태헌
총괄 임규근 / **책임편집** 박채령 / **기획편집** 신미경 / **교정교열** 이헌건 / **디자인** 이석운, 김미연
영업 문윤식, 조유미 / **마케팅** 박상용, 서은옥 / **제작** 박성우

펴낸곳 한빛라이프 / **주소** 서울시 마포구 양화로 7길 83 한빛빌딩 3층
전화 02-336-7129 / **팩스** 02-336-7124
등록 2013년 11월 14일 제 2013-000350호 / ISBN 979-11-85933-21-4 13510

한빛라이프는 한빛미디어㈜의 실용 브랜드로 나와 내 아이, 우리의 일상을 환히 비출 수 있는 책을 펴냅니다.

이 책에 대한 의견이나 오탈자 및 잘못된 내용에 대한 수정 정보는 한빛미디어㈜의 홈페이지나 아래 이메일로 알려주십시오. 잘못된 책은 구입하신 서점에서 교환해 드립니다. 책값은 뒤표지에 표시되어 있습니다.
한빛미디어 홈페이지 www.hanbit.co.kr / **이메일** ask_life@hanbit.co.kr

지금 하지 않으면 할 수 없는 일이 있습니다.
책으로 펴내고 싶은 아이디어나 원고를 메일(writer@hanbit.co.kr)로 보내주세요.
한빛미디어㈜는 여러분의 소중한 경험과 지식을 기다리고 있습니다.

01

병을 이겨낸 사람들

당뇨를 이겨낸 사람들

질병체험이야기 연구팀 지음

HB 한빛라이프

당뇨를 앓고 있는 이웃들의
100퍼센트 리얼 스토리

사람은 누구나 살아가면서 크고 작은 질병을 경험하고, 이러한 경험은 개인의 삶과 가족의 생활, 사회활동에 많은 영향을 끼치게 됩니다.

일반인들이 '질병'을 경험하며 얻을 수 있는 정보는 대부분 의학적·치료적 관점의 내용입니다. 하지만 질병은 의학적 연구와 치료 대상인 동시에 환자와 환자 가족 입장에서 보면 매우 개인적이고 주관적인 경험입니다. 따라서 질병을 앓는 사람 입장에서는 같은 질병을 경험한 다른 환자들의 이야기가 듣고 싶지만, 현실적으로 이런 기대를 채우기는 매우 어렵습니다. 오히려 검증되지 않은 정보들이 다양한 매체를 통해 유통됨으로써 자칫 잘못된 정보로 인해 더욱 큰 고통을 겪을 수도 있습니다.

질병을 체험한 사람들의 이야기를 녹취·전사해서 전문가들이 분석하고, 이를 바탕으로 검증된 정보를 웹사이트를 통해 대중에게 제공하는 프로젝트를 처음 시작한 것은 영국 옥스퍼드대학교 DIPEx(Database of Individual Patient Experiences) 연구팀입니다. 2001년, DIPEx 연구팀이 이 프로젝트를 처음 시작한 뒤 독일과 일본에서 같은 프로젝트를 시작했고, 이어서 우리 연구팀이 한국연구재단의 지원을 받아 세계에서 네 번째로 이 프로젝트를 수행하게 되었습니다. 현재 전 세계 10개국에서 프로젝트를 수행하면서 그 결과물을 웹사이트를 통해 제공하고 있으며, 참여 국가는 점점 늘어나고 있는 추세입니다. 지난 2012년에는 각국 연구팀의 정보 공유와 공동 연구를 위해 DIPEx 인터내셔널(http://www.dipexinternational.org)을 설립했으며, 우리 연구팀은 이 기구의 창립 이사국으로 활동하고 있습니다.

'질병체험이야기 연구팀'은 질병으로 고통받고 있는 분들에게 같은 질병을 먼저 경험한 분들의 이야기를 수집, 분석, 검증해서 들려드리기 위해 인문학, 의학, 간호학, 가족치료학, 컴퓨터공학 등 다양한 분야의 전문가들로 구성했습니다. 우리 연구팀은 2009년부터 5년 동안 한국연구재단의 지원을 받아 당뇨병, 위암, 유방암, 우울증, 치매, 호스피스·완화의료를 경험한 분들과 그 가족의 질병체험이야기를 녹취·전사해서 내러티브 데이터베이스를 구축하고 분석했으며, 이를 바탕으로 〈병을 이겨낸 사람들〉 시리즈를 출판하게 되었습니다.

이 책이 출판되기까지 많은 분의 도움과 헌신적인 노력이 있었습니다. 먼저 자신과 가족의 질병을 다른 사람에게 공개하는 것이 결코 쉬운 일이 아님에도 불구하고, 기꺼이 녹음기나 캠코더 앞에서 자신들의 경험담을 들려주신 분들이 있었기에 이 책이 나올 수 있었습니다. 같은 질병으로 고통을 겪고 있는 환우들을 위해 기꺼이

나서주신 분들께 이 자리를 빌려 다시 한 번 감사의 인사를 드립니다. 이와 더불어 인터뷰 대상자를 섭외하는 데 도움을 주신 분들에게도 감사드립니다. 개인적으로 도움을 주신 분도 많았고, 의료인, 환우회, 의료기관들도 적극적으로 도움을 주었습니다. 그 많은 분의 이름을 일일이 열거하지 못해 송구할 따름입니다.

특히 2009년부터 5년 동안 '질병체험이야기 프로젝트'에 헌신적으로 참여한 공동연구원과 전임연구원, 연구보조원 그리고 전사에 참여한 학생들에게 깊은 감사를 드립니다. 부족한 연구비 때문에 공동연구원들은 얼마 되지 않는 연구활동비마저 연구비로 내놓았고, 전임연구원들은 인터뷰 대상자가 있는 곳이면 전국 어디든 무거운 장비를 들고 찾아가 인터뷰를 하고 많은 시간을 들여 분석 작업을 수행했습니다. 이처럼 수많은 연구 참여자가 투철한 소명 의식을 갖고 희생적으로 참여한 덕분에 이와 같은 결과물이 나올 수 있었습니다.

마지막으로 '질병체험이야기 프로젝트'의 재정적인 기반을 제공해주신 한국연구재단과 이 책이 출판될 수 있도록 도와주신 한빛미디어 관계자들, 특히 김태헌 대표이사님과 박채령 팀장님께 깊이 감사드립니다.

이 책이 질병으로 고통받고 있는 분들께 소중한 정보와 따뜻한 위로가 되고, 질병 극복에 대한 희망을 드릴 수 있길 바랍니다.

질병체험이야기 연구팀
연구책임자 강창우

전문가와 함께 살펴보는
당뇨 환자들의 진솔한 체험담

최근 본인 또는 가족이나 가까운 사람이 당뇨병으로 진단을 받는 경우가 빠르게 늘어나고 있습니다. 이제 당뇨병은 한국인의 대표적인 만성질환 중 하나가 되었습니다.

이 책은 당뇨병 체험담입니다. 즉, 당뇨병으로 진단을 받고, 치료 중에 있는 사람들의 이야기를 체계적으로 정리한 것입니다. 그러나 여러 환자들의 경험을 단순히 모으기만 한 것이 아닙니다. 전문 연구자들이 환자를 면담한 다음 질병의 원인과 진단, 치료, 예후 등을 체계적으로 분류하고 편집한 것입니다. 이와 더불어 의료 전문가들이 정확한 근거에 따라 환자들의 이야기를 평가하고, 이에 대한 의견을 함께 수록하였습니다.

따라서 이 책은 당뇨로 고생하고 있는 환자나 가족들은 물론 진료 현장에서 당뇨 환자를 상담하거나 치료하고 관리하는 의료인들에게도 유용한 책이 될 것이라 믿습니다.

이 책이 나올 수 있도록 자신의 질병 체험을 진솔하게 들려준 환자 여러분에게 감사드립니다. 특히 환자들의 체험을 효과적으로 수집할 수 있도록 많은 도움을 준 환우회 관계자 여러분에게도 감사 인사를 드립니다. 또한 전문가 인터뷰를 통하여 당뇨에 대해 의학적 관점에서 정확하고 알기 쉽게 설명해주신 한림대학교 가정의학과 유형준 교수님께도 이 자리를 통해 감사의 말씀을 드립니다.

단국대학교 가정의학과 교수
박일환

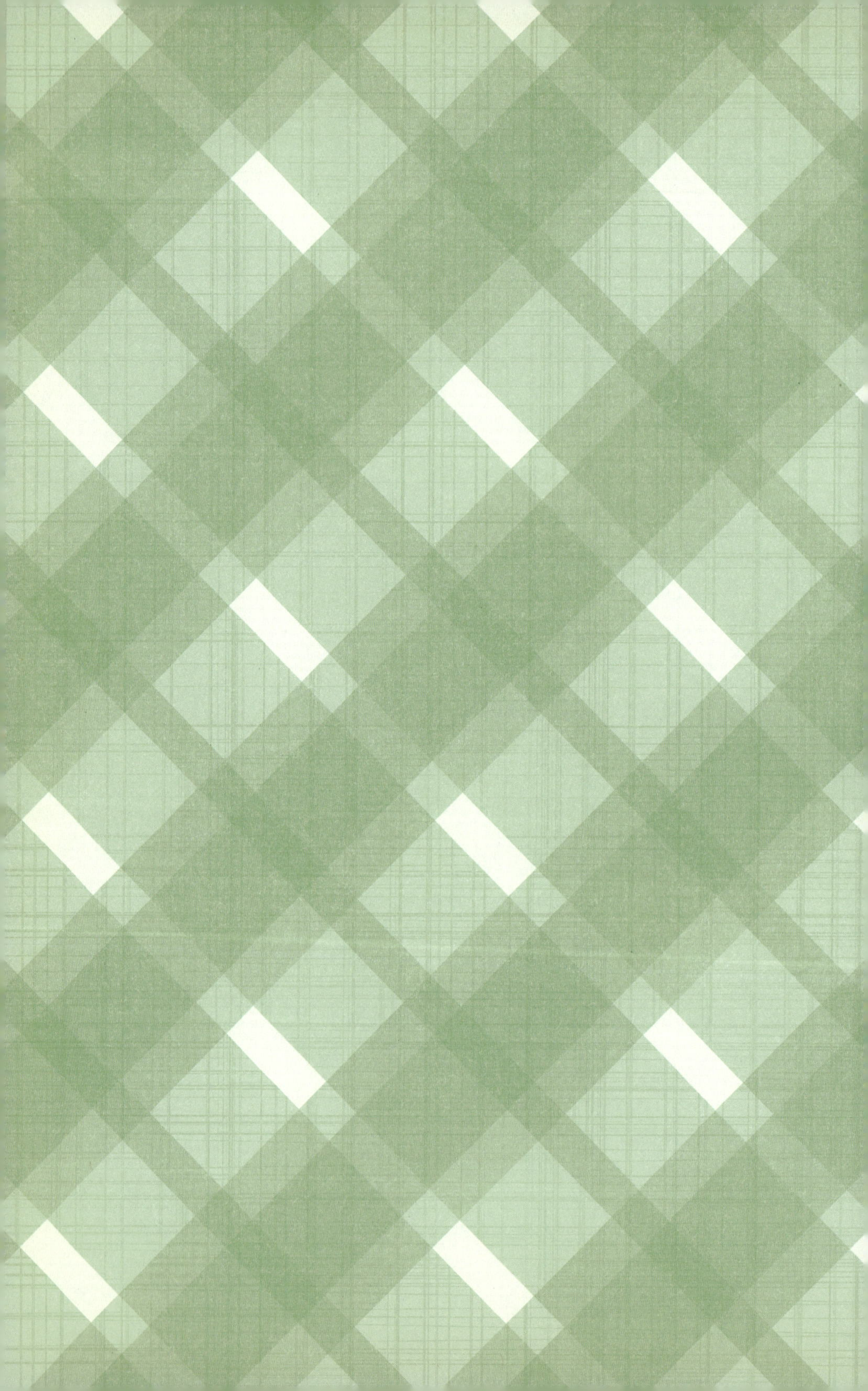

그들은 이렇게
당뇨를 발견했다

내가 당뇨라고요?

현대인의 대표적 만성질환 가운데 하나인 당뇨병의 증상은 매우 다양합니다. 당뇨 환자의 상당수가 극심한 피로감이나 갈증, 잦은 소변, 체중 감소, 가려움증 또는 손발 저림 등의 전형적인 증상을 경험합니다. 시력 이상이나 발의 통증 등이 나타나기도 합니다.

하지만 당뇨병에 대한 정보와 인식 부족으로 전형적인 당뇨 증상이 나타나도 알아채지 못하는 경우가 많습니다. 심지어 증상이 심해질 때까지 위험성을 거의 인식하지 못하는 경우도 있습니다. 특히 당뇨 초기에는 뚜렷한 증상이 나타나지 않아 간과하기 쉽고, 오히려 당사자가 아닌 주변 사람이 당뇨병이 아닌지 의심하기도 합니다.

피로감이나 식욕 증가를 과로나 스트레스 때문으로 생각하고 그냥 지나쳤다가 당뇨로 진단받은 경우도 있고, 음부의 가려움증이

나 심한 무기력증, 허기증과 같은 증상으로 검사를 받은 경우도 있습니다.

- ☐ 소변에서 거품이 나와 지인에게 물었더니 당뇨병인 것 같다고 했다.
- ☐ 심한 피로와 식욕 증가를 상(喪)을 당한 스트레스 때문이라고 생각했다.
- ☐ 음부가 굉장히 간지러워서 남편을 의심했다.
- ☐ 체중 감소와 심한 무기력증, 허기증이 느껴졌다.
- ☐ 당뇨 진단을 받기 전에 폭음과 폭식의 습관을 가지고 있었다.
- ☐ 6개월 전부터 체중이 조금씩 줄더니 10킬로그램 정도 빠졌다.
- ☐ 늘 허기가 지고, 먹은 뒤에는 잠만 잤다.

심한 피로감과 어지럼증을 느꼈어요

시장에서 조그맣게 가게를 하고 있어요. 전부터 늘 피곤함을 느꼈지만 당뇨라고는 생각도 안 했죠. 당뇨는 뚱뚱한 사람만 걸리는 줄 알았거든요.

어느 날 아침, 가게에 나갔는데 이상하게 어지럽더니 며칠 동안 그러더라고요. 저는 술을 안 마셔요. 마셔본 적도 없고. 그런데 땅이 꺼지는 것처럼 피곤해서 이상하다 싶어 동네 병원에 갔죠. 혈액 검사를 하더니 당뇨병인 것 같다고, 큰 병원에 가보라고 하더군요.

깜짝 놀라 대학병원에 갔더니, 검사를 해보고 당뇨라는 거예요. 그 때부터 치료를 시작했죠.

일곱 번이나 쓰러졌는데도 빈혈인 줄로만 알았죠

당뇨 진단을 받은 것은 2001년 3월 무렵이에요. 그 전에 버스와 지하철에서 서너 번, 그리고 길에서도 세 번이나 쓰러졌지만 당뇨가 있다는 사실은 전혀 몰랐어요. 그냥 빈혈인 줄 알았죠. 쓰러질 때마다 병원에 가지는 않았어요. 한두 번은 그냥 깨어났고, 길에서 쓰러졌을 때는 사람들이 가까운 병원으로 데리고 갔죠. 그런데 병원에서는 당뇨 때문에 쓰러진 줄을 몰라서 그랬는지, 별도로 검사를 하지는 않은 것 같아요. 그래서 몇 번이나 쓰러졌지만 당뇨가 있다는 걸 몰랐죠.

물 많이 마시고 살이 빠지는 것도 당뇨 증상이래요

처음에는 '남들이 안 걸리는 병에 걸렸나 보다.' 생각하면서 진단을 받았는데, 알고 보니 전형적인 당뇨 증상이었던 거예요. 물 많이 마시고, 화장실 자주 가고, 살도 빠지고……. 그런 정보를 미리 알았다면 의심이라도 해봤을 텐데, 그땐 그걸 몰랐죠. 예전에 산부인과 치료를 받을 때 질염이 치료가 안 돼서 고생을 많이 했는데, 알고 보니 그것도 당뇨 증상의 하나더라고요.

소변에서 단맛이 나면
당뇨가 틀림없어요

소변을 보면 거품이 엄청 많이 생겨요. 한의원에서 한약을 한 제 지어 먹고부터 소변에 거품이 많이 생겨서 이상하다 싶었죠. 빵을 먹다가 오른쪽 갈비 아랫부분이 아픈 적도 있었어요. 알고 보니 당뇨 증상이었는데 몰랐던 거죠.

'왜 소변에서 거품이 생길까?' 의아해서 주변 사람들에게 물었어요. 그랬더니 "오줌을 한번 먹어봐. 오줌이 달면 분명 당뇨야. 오줌에 개미가 바글바글 끓는다고 하잖아." 그러더라고요. 그 말을 듣고 혹시나 해서 소변을 먹어보니 설탕은 저리 가라 할 정도로 달더군요. 그때 엄청 놀랐죠. 그래서 남편이 장사 밑천으로 모아둔 돈을 갖고 다음 날 바로 병원에 갔어요. 속으로 당뇨병이 아니길 기도하면서 눈물을 글썽거렸죠.

밥을 엄청 먹었는데도
살이 안 찌더라고요

집에 있는데, 몸이 너무 나른했어요. 혼자서 수박 절반을 다 먹어치워서 배가 부른데도 계속 먹게 되더라고요. '왜 이렇게 온몸이 피곤하고 나른하지?' 하면서도 시아버지 장례를 치른 뒤라 긴장이 풀려서 그런가 하고 며칠을 보냈죠.

당시 밥을 엄청 먹었어요. 장례 치른 뒤 식구들도 다 가고 혼자 청승맞게 먹는 밥이 맛있을 리 없을 텐데, 밥맛이 너무 좋았어요.

시어머니가 밥그릇의 3분의 1 정도 드시다 남긴 밥을 다 먹고, 눌은밥을 또 끓여서 창밖을 바라보며 먹었어요. 그때는 밥을 많이 먹는 것이 당뇨 때문이라는 걸 몰랐죠. 스트레스를 밥 먹는 걸로 푼다고 생각했어요. 지금 생각해보면 당뇨에 걸렸기 때문에 밥을 그렇게 먹고도 살이 안 쪘던 거죠. 남편이 보기에도 물이나 음료수, 과일을 지나치다 싶을 만큼 마시고 먹고 그랬나 봐요. 그러니까 '저 사람이 당뇨구나.' 하고 알아차린 거죠.

갈증이 심하고 살도 빠지고 음부가 굉장히 가려웠어요

갑자기 음부가 가렵고 갈증이 나면서 물을 계속 마시게 되는 거예요. 콜라도 마시고 주스도 마셨지만 갈증이 안 가시더라고요. 그러고는 1주일 사이에 살이 약 7킬로그램이나 빠지더니 음부가 굉장히 가려워서 산부인과를 갔어요. 마침 그 무렵 옻약을 먹었기 때문에 옻이 올랐나 보다 생각했죠.

그런데 노란 분비물이 심하게 나오더군요. 산부인과 치료를 받고 약을 먹으면 괜찮다가 며칠 지나면 다시 가려워지고……. 그래서 다른 산부인과를 찾아가서 의사 선생님한테 물었어요. "아무래도 남편이 바람을 피워 성병이 옮은 것 같아요. 그렇지 않고서야 음부가 왜 이렇게 가렵겠어요?" 그런데 의사 선생님 얘기가 당뇨나 심한 스트레스 때문에 몸의 저항력이 떨어지면 그럴 수 있다는 거예요. 그러면서 약국에서 판매하는 '소변검사지'로 검사를 해보래요. 제 소변을 검사지에 묻혀보면 당뇨를 비롯한 몇 가지 이상을 간단하게 알 수 있다고요.

아침에 자고 일어나서 검사를 해봤더니 색깔이 짙게 변하더라고요. 그래서 곧바로 병원에 가서 혈당 검사를 했더니 공복 혈당이 270, 식후 혈당이 420으로 입원해야 될 정도로 높게 나왔어요.

심한 무기력증에다 폭음과 폭식 습관이 당뇨를 불렀어요

2005년 여름부터 무기력증에 시달렸어요. 잠에서 헤어나질 못하고, 아무것도 하기 싫었죠. 의욕을 상실하니까 일이 들어와도 하기 싫고, 낮에 돌아다니기도 싫고, 그렇게 집에만 있었어요.

새벽 3~4시까지 내리 텔레비전만 보다가 잠이 들어요. 그러다 오후 2~3시에 겨우 일어나 밥을 챙겨 먹죠. 밥을 배부르게 먹은 뒤에도 저녁 무렵에 누가 "뭐 먹자." 그러면 10시쯤 만나서 새벽 1~2시까지 고기니 뭐니 이런 걸 잔뜩 먹어요. 또 콜라나 사이다 같은 탄산음료도 거의 1.5리터 한 병을 다 마시고요. 엄청 마신 거죠. 그런 생활에 젖어있다 보니 더욱 아무것도 하기 싫고, 점점 더 무기력증에 빠지게 되더라고요. 안 되겠다 싶어서 일단 동네 병원을 찾아 혈당 검사를 해봤어요.

체중이
10킬로그램이나 빠졌어요

2000년 1월에 당뇨 진단을 받았어요. 진단받기 6개월 이전부터, 그러니까 1999년 6월 무렵부터 체중이 조금씩 빠지더니 거의 10킬로그램 정도 줄었어요. 특별한 이유도 없이 살이 빠지니까 '아무래도 이상하네? 병원에 가서 검사를 해보자.' 하고 생각했죠. 차일피일 미루다 6개월 만에 가보니까 공복혈당이 300이 넘게 나오더라고요. 좀 심각한 상태였어요.

배가 고파 계속 먹게 되고,
잠만 자고 싶었어요

이상하게 밥을 먹어도 허기가 지고, 자꾸 먹게 되더라고요. 그렇게 먹어도 허전했죠. 늘 피곤하고, 몸을 가누기가 힘들어서 움직이기도 싫더라고요. 그러니까 자연적으로 먹으면 눕게 되고, 그대로 드러누워 자는 게 습관이 되었죠. 늘 잠만 잔 것 같아요. 그러다 병원에 갔더니 혈당이 500이 넘는다고, 빨리 입원해서 당 조절을 해야 한다더군요. 1주일 동안 입원했다 퇴원을 했는데, 대략 100에서 120, 150 정도로 조절이 되었죠. 집에 와서도 병원에 있을 때처럼 식생활을 유지해야 하는데, 그게 잘 안 되더라고요.

인슐린은 지하철 교통카드?

당뇨병이란 말 그대로 소변에 당분이 섞여 나오는 병입니다. 음식을 먹으면 입안에서 잘게 부서진 다음 침과 섞여 식도를 통해 위로 내려갑니다. 위에서 위액과 골고루 섞인 음식물은 소장에서 완전히 소화되는데, 소화 흡수되지 않는 음식물의 수분은 대장에서 흡수합니다. 김치를 먹든 불고기를 먹든 생선을 먹든, 음식물은 대부분 포도당의 형태로 소화 흡수가 되어 핏속으로 들어가게 됩니다. 이렇게 핏속으로 들어간 포도당을 줄여서 혈당이라고 부릅니다.

핏속을 떠돌던 혈당은 필요한 곳에 가서 에너지로 이용이 됩니다. 축구를 할 때는 주로 다리 쪽으로 가고, 말을 할 때는 입 쪽으로 많이 가겠죠. 그래서 다리나 입술을 이루고 있는 근육이나 신경의 작은 단위인 세포 속으로 포도당이 들어가야 에너지를 만들어 축구도 하고 이야기도 할 수 있습니다.

이 과정에서 반드시 필요한 물질이 바로 인슐린입니다. 포도당이 세포 속으로 들어가려면 마치 지하철이나 버스를 탈 때 쓰는 교통카드와 같은 역할을 하는 인슐린이 있어야 합니다. 교통카드가 없거나 망가져 있다면 당연히 안으로 들어갈 수가 없을 것입니다.

만약 지하철 안으로 한 사람도 못 들어가게 된다면, 지하철 역사

안에는 사람이 엄청 많겠죠? 이런 상태, 즉 당분이 세포 속으로 못 들어가고 세포 밖, 핏속에 쌓인 상태를 고혈당이라고 합니다. 인슐린은 옛날 어르신들이 흔히 '이자'라고 부르던 췌장에서 분비됩니다. 음식을 아무리 많이 먹고, 아무리 핏속에 포도당과 당분이 많더라도, 즉 혈당이 높더라도 인슐린이 없으면 에너지로 이용할 수 없습니다.

인슐린이 없거나 작용이 시원치 않아서 핏속에 당분이 많이 쌓이는 상태, 즉 고혈당 상태가 오래 지속되면 우리 몸은 필요 없는 당분을 밖으로 내보내기 시작합니다. 침이나 땀, 대변, 남자의 정액과 여자의 질액 등으로 배출하는데, 그중에서 가장 많이 한꺼번에 당을 보내는 것이 소변을 통해서입니다. 이것이 바로 요당입니다.

예전에는 피 검사를 제대로 하지 못해 소변 검사만 했기 때문에 '당뇨병'이란 말을 썼지만, 요새는 피 검사를 통해 당이 소변으로 배출되기 전에 먼저 당뇨병을 진단할 수 있습니다.

02

소리 소문 없이
다가온 너, 당뇨

평소에는 아무런 자각 증상을 느끼지 못하다가 우연히 신체검사나 건강검진을 통해 당뇨 진단을 받는 분들이 있습니다. 이런 환자 가운데 많은 분이 진단 전이나 진단 후에도 별다른 증상을 느끼지 못해 당뇨병을 소홀히 하곤 합니다. 그러다 당뇨병이 진행되면서 신체적으로 여러 증상이 나타나면 이전의 잘못된 생활습관을 바꾸려는 태도를 보이게 됩니다.

당뇨병이 아닌 다른 질병을 치료하다가 우연히 당뇨를 진단받기도 합니다. 또 기본 지식의 부족으로 당뇨로 진단받으면 완치가 불가능하다는 인식 때문에 심리적 부담감과 두려움을 갖기도 합니다. 어떤 경우에는 가족력이 있음에도 막상 본인이 당뇨로 진단받게 되면 막연한 두려움에 휩싸여 절망에 빠지기도 합니다.

당뇨병에 대해 차츰 알아가면서 그런 심리적 절망감을 극복할 수 있게 되지만 젊은 나이에 당뇨병으로 진단받게 되면 그 사실을 인정하지 않고 원망하는 경우도 있습니다.

반면에 절망이나 심리적 두려움을 전혀 느끼지 않고 상황을 그대로 받아들인 경우도 있고, 오히려 음식을 가려먹게 됐다며 긍정적으로 생각한 경우도 있습니다.

□ 건강검진을 하다가 당뇨 진단을 받았다.

□ 입원을 권유받았지만 열심히 운동을 해서 입원 대신 약을 먹기 시작했다.

□ 처음 당뇨로 진단받았을 때는 커피 때문이라고 생각해 가볍게 여겼다.

□ 10년 동안 방치하다가 의사의 강력한 경고로 적극적 관리를 시작했다.

□ 다른 질병을 치료하다가 우연히 당뇨를 발견했다.

□ 망막 수술을 여러 곳에서 받고 난 뒤에 당뇨 진단을 받았다.

□ 신장이 나빠져서 병원에 갔다가 우연히 당뇨병에 걸린 걸 알게 되었다.

□ 초기에는 두려운 마음이 제일 극복하기가 힘들었다.

□ 우울증까지 왔지만 열심히 관리를 해서 건강을 잘 유지하고 있다.

건강검진에서
당뇨 진단을 받았어요

건강검진을 받으러 가서 피 검사를 했는데 의사 선생님이 "아주머니, 당뇨가 있습니다." 그러더라고요. 그래서 당뇨약을 처방받고 콩알만 한 알약을 한 알 먹었는데, 너무 강해서 그런지 어지러웠어요. 그래서 거의 1년 동안 약을 안 먹었죠.

어느 날 친구가 갑상선과 당뇨로 쓰러져 병원에 입원했다기에 병문안을 가 봤더니 살이 쏙 빠져서 몰라볼 정도였어요. 그걸 보고 '어머, 나도 당뇨가 있는데, 저렇게 되면 어쩌나.' 내심 걱정이 되어 큰 병원에 갔어요. 진단 결과 "이제 약을 안 먹으면 안 된다." 하더라고요. 그때부터 약을 다시 먹기 시작했습니다.

고혈당을 운동으로 조절하고 약을 먹기 시작했어요

1993년 말 건강검진에서 처음으로 당뇨를 진단받았어요. 당이 좀 높게 나온다더군요. 하지만 그 전까지 당뇨 증상이 없었기 때문에 전혀 모르고 있었죠. 1994년 1월에 다시 병원에 가서 진찰을 받았는데 혈당이 굉장히 높았습니다. 234에 344가 나왔죠. 입원해서 검사를 좀 더 해야 한다고 하더군요.

그래서 1개월 동안 말미를 주면 당뇨를 스스로 관리해보고, 정 안 되면 그때 입원하겠다고 했습니다. 그러고는 1개월 동안 피나는 노력을 했죠. 학교 다닐 때 럭비 선수도 하고 축구 선수도 했기 때문에 '운동선수가 당뇨병에 걸려서야 되겠어?' 하는 생각으로 이 악물고 산에도 가고, 노력을 많이 했어요. 1개월 만에 병원에 가서 혈당을 다시 재보니 165에 244였어요. 그랬더니 의사 선생님이 입원까지 할 필요는 없다며 약을 처방해주더군요. 그래서 입원은 하지 않고 약을 복용하기 시작했죠.

대수롭지 않게 여기다가
너무 피곤해서 검사를 받았어요

직장에 다닐 때 1년에 한 번씩 건강검진을 받았어요. 1994년 혈당 검사에서 "당뇨가 보인다." 하는 얘기를 들었는데 "아마 커피를 먹고 와서 그럴 겁니다." 하고 대수롭지 않게 넘겼죠. 다음해에 재검을 받았는데, 결과를 통보받지 못한 채 회사를 관뒀어요.

그러다 2003년에 중국어를 공부하기 위해 방통대에 입학을 했어요. 2학년 때 오리엔테이션에서 사회를 봤는데, 그날 술도 좀 먹고 밤을 샜죠. 그러고 며칠 뒤 골프연습장에서 골프채를 드는데, 상당히 버겁더라고요.

그래서 가정의학과에 갔더니 여러 가지 검사도 하고, 질문도 하고 그러시더군요. 그냥 몸이 상당히 피곤하다 정도였지 당뇨라고는 전혀 생각하지 못했죠. 20여 분을 진찰한 결과 당뇨가 있다면서 혈당 검사를 해보자는 거예요. 400이 좀 넘더군요. 바로 응급실에 가서 인슐린 맞고 입원을 하라는데, 입원실이 없어서 입원은 못했어요. 다행히 약을 먹으면서 혈당이 조금 조절된 것 같습니다.

처음에는 거의
신경 쓰지 않았어요

당뇨라는 걸 아예 모르기도 했지만, 처음에는 심하지도 않았죠. 처방받은 약 반 알 먹고, 정해진 날짜에 병원 가서 검사하면 수치도 별로 높지 않았어요. 머리 수술하기 전까지만 해도 반 알을 유지했죠. 그때는 누가 당뇨에 대해 이러쿵저러쿵해도 남의 일이니까 별로 신경을 안 썼어요.

10년 동안 관리하지 않다가 다시 시작했어요

사실 당뇨인 줄 전혀 모르고 지냈죠. 그런데 정확히 1970년 5월 건강검진에서 소변 검사를 했더니 4단계 4플러스가 확 넘는 거예요. 의사 선생님이 깜짝 놀라 "치료 안 하면 큰일 납니다." 그러더군요. 그 자리에서는 "네." 대답만 하고 그냥 왔죠. 이런 식으로 대략 2년마다 한 번씩 검진을 받고는 잊어버리고 지냈어요. 그러고 나서도 건강검진을 여러 번 했는데, 나중엔 아예 다른 사람 소변을 가져가서 검사를 받기도 했죠. 지금 생각해보면 참 바보 같은 짓이었어요.

그렇게 한 10여 년을 지내다 '정말 제대로 한번 검사를 받아보자.' 하는 생각이 들더라고요. 의사 선생님이 "더 살고 싶어요?" 하고 묻더군요. 그때 내가 굉장히 뚱뚱했어요. 키는 168센티미터 밖에 안 되는데 체중이 90킬로그램 넘게 나갔죠. 심지어 96킬로그램까지 나간 적도 있어요. 2~3층에서 아래를 내려다보면 현기증이 났는데, 그게 뭔지도 모르고 그냥 지냈죠.

의사 선생님이 "이러다가는 얼마 못 산다." 하는 말에 깜짝 놀라서 "그러면 어떻게 합니까?" 하고 물었죠. "살 빼야 합니다." 그래서 "살을 어떻게 빼야 합니까?" 그랬더니 "운동으로 빼야죠. 오래 살려면 운동을 해야 합니다." 하더군요. "좋습니다. 한번 해보겠습니다." 하고는 다음 날부터 캄캄한 밤에 랜턴을 들고 산을 한두 시간씩 다녔죠. 집이 북한산 근처라 등산을 택한 건데, 처음에는 몸이 무거워서 도저히 올라갈 수가 없더라고요. 그래도 억지로 다녔더니 조금씩 힘이 생기더군요.

그렇게 등산을 한 뒤에는 테니스장에 가서 벽치기를 한참 했습니다. 그러면서 체중을 10킬로그램 이상 줄였죠. 85킬로그램까지 줄였는데, 그렇게 하니까 좀 나아진 것 같더라고요.

망막 수술을 받고 난 뒤 당뇨 진단을 받았어요

당뇨병으로 진단받기 전 서울과 대구, 미국에 있는 대학병원에서 망막박리로 눈 수술을 받았어요. 몇 차례 수술 때문에 몸도 마음도 지쳤는데 당뇨병이라니, 앞이 캄캄했죠. 처음에는 당뇨병의 심각성을 잘 몰랐어요. 그러다 투병을 하면서 만성질환이라는 것을 알았죠. 점점 마음이 심란해지더군요. 거기에다 오십견까지 찾아와서 정말 힘들었어요.

흔히 '이렇게 살아서 뭐하나.' 하잖아요. 당시에는 저도 차라리 죽으면 행복하고 편하겠다는 생각이 참 많이 들었어요. 그런데 그게 마음먹은 대로 되나요? 혼자서는 걷지도 못하고 밖으로 나가지도 못하니, 그 고통은 말로 다 표현할 수 없을 정도였어요. 신앙의 힘으로 버텼죠. 애들이 중학교, 고등학교 다닐 때였는데, 어떻게든 애들 대학 졸업시킬 때까지는 가장의 자리를 지켜야 되겠다고 마음을 바꿨어요.

신장이 나빠져서 당뇨인 걸 알게 됐어요

신장이 나빠져서 병원에 갔다가 우연히 당뇨라는 사실을 알게 됐어요. 하지만 그때는 신장염에만 신경을 썼지 당뇨병은 그리 심각하게 생각하지 않았어요. 그러다 신장염이 낫고 난 뒤에 당뇨 수치가 조금 높게 나올 때면 병원에 가서 1개월 치 약을 타오곤 했죠. 수치가 좀 높다 싶을 때 피곤하거나 힘들다는 것 말고는 별다른 느낌이 거의 없었거든요.

초기에는 두려움이 가장 힘들었어요

처음에 당뇨를 진단받으면 신체적인 변화보다 정신적인 상실감이 더 큰 것 같아요. 당시 막내아들이 일곱 살이었는데, 밤에 자는 걸 볼 때마다 '내가 애를 몇 살까지 키울 수 있을까?' 하는 걱정이 되더라고요. 당뇨에 걸리면 굶어 죽는다 어쩐다 하는 말만 들었지 당뇨가 어떻게 생기고 진행되는지, 합병증은 어떻게 걸리는지 등의 과정을 모르니까 막연한 공포감이 엄습해오는 거죠. 합병증으로 시력을 잃거나 다리를 절단하기도 한다는 등의 무서운 이야기를 주위에서 많이 듣잖아요. 자신의 병에 대해서 모르는 상태에서 그런 이야기를 들으니까 두려움을 극복하기가 정말 힘들더라고요.

처음에는 사람을 만나기도 싫었고, 죽고 싶은 심정이었어요

당뇨 진단을 받고 나서는 사람을 만나기도 싫었고, 정말 우울했죠. 죽고 싶은 심정이었어요. 왠지 소외감이 들고, 외롭기도 하고……. 가족들하고도 얘기하기가 싫고, 내 감정을 어떻게 조절할 수가 없더라고요. 1년 동안 고생을 했죠. 그러다 운동을 시작했어요. 달리기를 하니까 우울증이 없어지더라고요. 배드민턴을 무척 좋아하는데, 두 시간 이상 치고 나면 온몸이 땀으로 흠뻑 젖고 약간의 피곤함이 느껴져서 좋았어요. 배드민턴이 쉬워 보여도 굉장히 과격한 운동이에요. 매일 한두 시간씩 운동을 꾸준히 하고, 약도 복용하면서 혈당 수치를 정상화해서 생활하고 있죠.

처음에는 아주 절망적이었어요

'여기서 끝나는가?' 하는 생각이 드니까, 한마디로 절망적이었죠. 아버지도 당뇨로 돌아가셨고 형도 당뇨로 상당히 고생하고 있었거든요. 그런데 막상 치료를 시작해보니 그게 아니더라고요. 절망할 필요도 없고 놀랄 일도 아니었어요. 조금만 신경 써서 관리를 하면 오히려 자기 건강관리가 되거든요. 먹는 것에서부터 운동하는 것, 사고방식까지 생활습관을 몽땅 바꾸는 그게 바로 건강관리죠.

눈앞이 캄캄하고 우울했지만 이제는 극복했어요

13년 전에 당뇨 진단을 받았어요. 당시 우리 오라버니가 당뇨를 앓고 있었는데, 나까지 당뇨라니 진짜 앞이 캄캄하더라고요. 그때가 40대였는데, 아이도 아직 어리고……. '이겨내야지. 꿋꿋이 이겨내야지.' 하는 생각만 했죠. 남편과 상의했더니 당뇨에는 운동이 최고라고 하더군요. 하지만 어떤 운동이 좋은지는 잘 모르더라고요. 그때부터 운동과 음식 조절을 하면서 나름대로 노력을 많이 했죠.

아침 공복과 점심에 혈당 검사를 해서 혈당이 높으면 운동을 조금 더 하고, 식사를 조절하는 식으로 했어요. 그러다 밤이 되면 우울증에 시달렸어요. 이러면 안 되겠다 싶어 산에도 다니고, 수영도 하고 가만히 있지 않고 몸을 움직이면서 관리를 했습니다.

상황을 받아들이니 후회할 일이 없어요

처음에는 힘들 때도 있었죠. '친구들은 결혼해서 애 낳고 신랑하고 알콩달콩 사는데 나는 왜 이런 병에 걸렸나.' 하는 마음이 아주 잠깐 들었지만 큰 문제가 되진 않았어요. 그래서인지 살아가면서 점점 더 '역시 혼자 살길 잘했다.' 하는 생각만 들지, 후회스럽지는 않아요. 당뇨에 걸린 것에 대해서도 스스로를 원망하지 않고, 사는 것에 대해서도 크게 후회 같은 건 없습니다. 가만히 있는 성격이 아니라서 일도 하고 친구들도 만나면서 바쁘게 지내려고 애쓰고 있어요.

긍정적으로
받아들였어요

말 그대로 긍정적으로 받아들였어요. 15년밖에 못 산다 하면, '그만큼만 살면 되지 뭐.' 하는 거죠. 하지만 '긍정적'이라는 건 다른 사람이 나를 평가하는 거고, 스스로 생각해보면 자기주장을 별로 안 해요. 속으로는 '저거 아닌데' 하면서도 따로 의견을 내거나 반대하지는 않아요. 그러니깐 어려서는 순하고 말 잘 듣는다는 소리를 들었죠. 나이 먹어서도 그래요. "이야기하면 안 돼!" 하면 그대로 받아들여요. 그래서 속이 편해요. 당뇨 때문에 비관한 적도 없고요.

대부분 이렇게 말하잖아요. "아이고, 내 팔자야!" "왜 나한테 이런 병이……." "왜 하필 내가 이런 병에 걸렸나?" 그런데 나는 한 번도 그런 생각을 안 했어요. 그냥 '당뇨가 왔으면 온 거지 뭐.' 하고 생각했죠. 오히려 당뇨 때문에 몸에 좋은 음식만 가려서 먹게 되고, 채식과 운동도 하게 되니 덕을 많이 본다고 생각해요.

03

인과응보, 원인 없는 결과는 없다

당뇨병은 유전적 경향이 있으며, 과체중인 사람이 운동을 하지 않으면 발병의 위험이 높습니다. 당뇨 환자 중에는 당뇨병에 걸린 이유를 유전적 요인 때문이라고 생각하는 사람도 있지만 지나친 음식 섭취와 운동 부족이 더해지면서 당뇨병이 생긴 것 같다고 말하는 사람도 있습니다. 또 불규칙한 식생활 습관 때문에 당뇨 증상이 나타났다고 말하는 사람들도 많습니다.

지나친 스트레스를 원인으로 꼽는 경우도 있습니다. 이들은 일에 대한 과도한 부담감과 하루 종일 사무실에서 일하는 것이 발병의 원인이라고 말합니다. 스트레스를 발병의 원인으로 생각하는 사람들 중에는 특히 시댁과의 불편한 관계에서 비롯된다고 말하는 여성도 있습니다.

임신성 당뇨병 때문에 지나치게 큰 태아를 출산했다거나 난산을 했다는 등의 상관관계를 언급하기도 했습니다. 그러나 당뇨 여성 중에는 당뇨병과 거대아 출산의 관계에 대해 의학적 사실과 반대로 알고 있는 경우도 있습니다. 또, 다른 질병 때문에 여러 번 수술을 한 뒤 당뇨를 앓게 됐다고 말한 사람도 있습니다.

☐ 가족력도 있지만 운동 부족과 과식 때문에 당뇨가 온 것 같다.

☐ 술·담배를 끊고 식욕이 늘면서 당뇨가 생긴 것 같다.

☐ 과음과 아침을 거르는 식습관이 주원인인 것 같다.

☐ 아침은 굶고 점심과 저녁은 폭식해서 당뇨가 생긴 것 같다.

☐ 업무 스트레스와 과음, 과식이 원인이라고 생각한다.

☐ 시집살이에 대한 스트레스 때문이다.

☐ 당뇨 때문에 거대아를 낳았다.

☐ 여러 차례 수술을 받으면서 당뇨가 생긴 것 같다.

가족력도 있지만 운동 부족과 과식이 더 큰 문제 같아요

내가 동생보다 늦게 당뇨병에 걸린 이유는, 동생은 주로 사무실 근무를 하지만 나는 현장에서 일하는 엔지니어라 상대적으로 활동량이 많기 때문에 그런 것이 아닐까 추측합니다. 실제로 관리직으로 옮겨서 행정 업무를 해보니까 운동할 기회가 거의 없더라고요.

그런데다 직급이 올라갈수록 식도락가가 되어 몸에 좋다 그러면 부산까지도 달려갔습니다. 먹는 것을 굉장히 좋아했죠. 고기를 한 근씩 먹고 자랑을 하곤 했는데 그게 자랑할 일이 아니더라고요. 결과적으로 내가 당뇨에 걸린 것은 운동은 안 하고 많이 먹기만 해서 그런 것 같아요.

▌술·담배 끊고 ▌식욕이 늘었어요

당뇨가 온 것은 생활습관의 변화 때문이었습니다. 교직에 몸을 담고 있었는데, 당시에는 원주 시내에서 5년 동안 근무하면 대부분 시골로 전출이 됐어요. 그래서 나도 교감 임기를 채우고 나서 정선에 있는 학교로 전근을 갔어요. 그때 '이제 도시를 떠났으니 이곳에서 인간답게 살아보자.' 다짐하며 술과 담배를 끊었습니다. 술·담배 끊고 2~3개월이 지나니까 밥맛이 엄청 좋아지고, 정말 활기찬 생활을 했죠. 그렇게 8개월을 지내니까 몸무게가 늘기 시작했어요. 1년이 흐르자 원래 62~63킬로그램밖에 안 나가던 체중이 80킬로그램에 육박했습니다. 그런데도 식욕이 당겨서 마구 먹었죠.

토요일에 원주를 갔다 올 때는 기차를 이용하는데, 기차 안에 먹을 게 좀 많습니까? 또 원주나 춘천 쪽으로 전근된 사람들 만나면 자연스레 술자리를 갖게 되고요. 그런데 술도 안 먹고 담배도 안 피니 "이것도 먹어라, 저것도 먹어라." 하거든요. 주로 단것이 많이 당기는데, 당기는 대로 먹다 보니 몸무게가 너무 늘었죠.

이거 안 되겠다 싶어서 이듬해 다른 초등학교로 전근을 갔습니다. 시골에는 농번기 휴가라는 게 있는데, 당시 5월 15일부터 20일까지가 농번기 휴가였어요. 그때 증상이 나타나기 시작했죠. 4개월쯤 전부터 물이 엄청 먹혔어요. 잠자리에 들 때는 아예 물을 주전자째 갖다놓고 자다가 일어나 마셨죠.

아무래도 몸이 이상해서 병원에 갔습니다. 1977년 5월 17일이었습니다. 당뇨병 진단을 받은 날이. 그때까지는 당뇨라는 병에 대해 들어보지도 못했죠.

배가 고프면 엄청 먹고 그렇지 않으면 굶었어요

본래 식습관이 좀 안 좋았어요. 시골 출신이라 공부에 관심이 없었는데, 직장을 다니다 보니 아침 시간을 이용해 공부를 해야겠다는 욕심이 생기더군요. 그래서 검정고시를 준비하게 됐죠.

새벽 4시 반에 일어나서 새벽반 학원을 다녔어요. 학원 끝나고 8시쯤 집에 오면 아침밥을 먹는데, 그냥 선 채로 물에 말아서 허겁지겁 먹고 출근을 했어요. 그렇게 하루 종일 일을 하고 오후 6시부터 10시 반까지 다시 공부를 했어요.

직장생활 1년 지나면서부터 공부를 시작해서 대략 4년 동안 고입, 대입 검정고시에 다 합격했어요. 그러고는 1994년에 방송통신대 경영학과에 입학했죠. 그때 몸을 많이 혹사시켰던 것 같아요.

밥은 그저 살기 위해서 먹었다고 봐야죠. 당연히 건강도 전혀 못 챙겼고요. 내 집도 없이 월세를 살던 때였는데, 애들이 학교 들어가기 전에 집을 사야겠다 마음먹고 열심히 일했어요. 그러다 보니 배가 고프면 엄청 먹고 그렇지 않으면 굶었죠. 그렇게 불규칙하게 먹는 습관이 굉장히 몸에 나빴던 것 같아요.

지나친 음주에다 아침을 거르는 습관이 있어요

또래 친구나 주위 사람들에 비해 술을 좀 과하게 마시는 편이에요. 보통 소주 서너 병 정도고, 많이 마실 때는 한 일곱 병까지, 1주일 내내 매일 마셨죠. 최근에는 줄인다고 줄였는데도 두 병이에요. 그 정도는 마셔야 취기가 오르고 술 마신 기분이 들거든요. 지금 생각해보면 젊었을 때 술을 너무 많이 마셨어요.

그리고 아침을 안 먹어요. 어렸을 때부터 아침을 안 먹는 습관이 있었는데 점심, 저녁도 많이 먹지 않아요. 그러면서도 '밥이 보약'이라며 영양제 같은 것은 안 챙겨 먹어요. 아침을 거르지 말아야겠다 생각하는데도 아침에 바쁘니까 잘 안 먹게 되더라고요. 곰곰이 생각해보니 아침은 거르고 술을 많이 마셔서 당뇨에 걸린 게 아닌가 싶어요.

아침은 굶고
점심, 저녁을 폭식해요

내가 자랄 때는 가난 때문에 음식을 잘 못 먹었어요. 지금도 살찐 편은 아니지만 당뇨가 시작될 무렵부터 배가 많이 나왔어요. 우스갯소리로 배가 나오면 '인격의 상징'이라고 하잖아요. 실제로 옛날에는 배가 나온 사람이 잘사는 중산층이라고 생각했죠.

그런데 내 경험으로는 배가 나오기 시작하면서 당뇨가 시작된 것 같아요. 적정량 이상의 칼로리를 과잉 섭취한 거죠. 사람에 따라서도 다르고, 어느 정도 활동을 했느냐에 따라서도 다르겠지만 성인 남성 기준으로 하루 권장 칼로리가 2,600칼로리라고 해요. 그런데 아침을 굶고 점심, 저녁을 과식하게 되면 그대로 살로 가겠죠. 그래서 '칼로리를 과잉 섭취해서 살이 찌게 되고, 결과적으로 당뇨가 생긴 게 아닐까?' 하고 생각한 거죠. 잘 모르겠지만, 내가 보기에는 요즘처럼 과잉 영양에다 운동도 하지 않는다면 2,000칼로리도 필요 없을 것 같아요.

일로 인한 스트레스를
과음, 과식으로 풀어요

일에 대한 스트레스가 가장 큰 원인 같아요. 형이랑 작은 조카랑 함께 개간사업을 했는데, 돈이나 인력 등 여러 문제가 꼬여서 상당한 스트레스를 받았죠. 아마 그때 당뇨가 온 것 같습니다.

평소에 술을 많이 마시는데, 여덟 살 때부터 할아버지를 따라다니는 동안 자연스럽게 호기심이 생기면서 술을 일찍 배웠어요. 일 때문에 사람을 많이 만나니까 생각보다 술을 자주 마시게 돼요. 술을 잘 마시는 사람들은 대부분 안주 없이 술만 마시잖아요? 하지만 나는 안주 없이는 술을 안 마셔요. 그렇게 기름진 안주를 곁들여 술까지 많이 마시고, 충분히 소화되지 않은 상태가 반복되다 보니 몸이 못 버틴 거죠. 음식도 다른 사람보다 많이 먹는 편이거든요.

시집살이로 인한 스트레스가 많아요

남편이 외아들이라서 시어머님을 25년 동안 모셨어요. 그러니 말도 못할 시집살이 스트레스가 많았죠. 당뇨에 대한 책을 찾아보니 당뇨병이 생기는 첫 번째 원인이 스트레스고, 두 번째는 유전적인 요소, 세 번째는 잘못된 식습관이라고 나와 있더라고요. 그걸 보고 참 많이 공감했어요.

형제 많은 시집살이, 스트레스도 심해요

내가 당뇨에 걸린 건 스트레스 때문이라고 생각해요. 남편이 젊었을 때 건설 관련 일을 했기 때문에 일꾼들 식사를 모두 내가 담당했어요. 게다가 시집에 형제가 많다 보니 스트레스가 엄청 쌓였죠. 여동생은 나랑 사정이 비슷해서 나처럼 스트레스를 받으며 살고 있는 반면 작은언니는 성격이 화통해서 마음에 담아두지 않고 털어버리는 것 같아요. 거제도에 사는 오빠는 올케가 해녀로 일하는데, 본인은 별 고민 없이 지내는 것 같더라고요.

마음 편히 먹고 개방적인 성격으로 살면 병도 안 걸리는 것 같아요. 결국은 느긋한 마음가짐에 달린 거죠. 물론 유전적인 것도 있겠지만 아무튼 스트레스가 만병의 원인 같아요. 스트레스 덜 받고 즐겁게 살면 심한 병치레는 하지 않겠죠.

스트레스로 인한 당뇨 때문에 거대아를 출산했어요

셋째를 가졌는데, 앞의 두 아이를 뒤치다꺼리하느라 남편이나 저나 엄청 힘들었어요. 그래서 남동생이 와서 같이 지냈는데 늘 몸이 무겁고 피곤했어요. 몸은 물론 정신적으로도 스트레스가 참 컸던 것 같아요. 그러다 아이를 낳았는데, 4.45킬로그램인 거예요. 몸도 힘들었지만 임신 당시 당뇨가 있어서 거대아를 출산하게 되지 않았나 싶어요.

수술을 여러 차례 받았어요

글쎄요, 내가 생각할 때는 몸을 다치면서 당뇨가 생긴 것 같아요. 그래서 친구들이나 젊은이들한테 늘 이렇게 이야기해요. "수술을 받기 시작하면 그때부터 몸에 이상이 생기니까 될 수 있는 한 다치지 마." 몸을 다쳐서 여러 차례 수술을 받다 보니 당뇨가 시작된 거죠. 그 전에는 당뇨도 없었고 병원에서도 별말이 없었거든요. 아무튼 내 생각에는 몸을 다치면서 수술을 여러 차례 받아서 당뇨가 생긴 거예요.

제2형 당뇨의 원인은 대부분 환경과 유전

당뇨병의 원인을 한마디로 명쾌하게 이야기할 수는 없습니다. 당뇨는 크게 두 가지 유형으로 나눕니다. 인슐린이 전혀 없는 경우를 제1형이라고 하고, 인슐린이 분비는 되지만 상대적으로 부족한 경우를 제2형이라고 부릅니다. 제1형 당뇨에 비해 제2형 당뇨가 훨씬 많습니다. 그래서 일반적으로 당뇨병이라 하면 제2형 당뇨를 가리킵니다.

의사들은 인슐린을 분비하는 자신의 췌장을 남의 췌장으로 오인해서 자기 췌장에 대해 거부반응을 일으키는 것이 제1형 당뇨의 원인이라고 설명합니다. 이를 '자가면역'이라고 부릅니다. 즉 자기 스스로 면역체계를 발동시켜서 췌장에 대한 거부반응을 일으키는 거죠.

당뇨병의 대부분을 차지하는 제2형 당뇨는 소위 성인병을 일으키는 것과 같은 양식으로 이해할 수 있습니다. 즉 당뇨가 될 유전인자를 가지고 태어난 사람이 비만이나 운동부족, 스트레스, 식습관 문제 등등 외부환경과 어우러질 때 제2형 당뇨가 쉽게 생기는 것입니다. 즉 유전 요인과 환경 요인이 합쳐져 생기는 것이 제2형 당뇨라고 할 수 있습니다.

04

고혈당이 되면 피곤하고 아무것도 하기 싫어요

당뇨병에 걸리면 고혈당으로 인한 여러 가지 증상이 나타납니다. 많은 환자가 나른함과 피로감, 무기력증을 호소합니다. 꼼짝하기 싫을 정도로 몸이 무겁기도 하고, 아침에 혈당이 높으면 혼자 일어나기도 어려울 정도라고 합니다. 일부 환자는 이런 신체적 무기력감이 의욕을 상실하게 만들고, 삶의 질을 떨어뜨리며 심지어 죽음까지 생각하게 합니다.

당뇨 환자는 대부분 체중이 감소하고, 소변을 자주 많이 보고, 물을 많이 마시는 등의 전형적인 증상을 경험합니다. 따라서 혈당을 조절하기 위해 혈당강하제를 복용하고 식이요법과 운동요법을 병행하는 경우가 많습니다. 그렇지 않을 경우 혈당이 조절되지 않는 경우도 있습니다.

또한 당뇨병 환자는 피부 건조나 가려움증, 각질이 벗겨지는 등 다양한 피부 증상이 나타납니다. 그러나 처음에는 이러한 증상이 당뇨의 초기 증상이라는 사실을 알지 못하다가 뒤늦게 깨닫는 경우가 많습니다.

☐ 혈당이 높아지면 의욕이 떨어지고 기운이 없어진다.

☐ 당이 높아지면 꼼짝하기 싫지만 몸을 움직이려고 애쓴다.

☐ 마음 통하는 사람을 만나 수다를 떨면서 스트레스를 푼다.

☐ 무기력감으로 죽고 싶을 만큼 괴로웠지만 이제는 극복되었다.

☐ 체중이 줄고 갈증이 많이 났다.

☐ 소변이 자주 마렵고, 소변을 보고 나서도 개운하지 않다.

☐ 불안하고 초조하면 자꾸 소변을 보러 가게 된다.

☐ 식사요법에다 혈당약까지 먹는데도 살이 빠진다.

☐ 혈당이 오르면 몸이 붓고 쑤시고 아프고 살갗이 따갑다.

☐ 손과 발이 전부 벗겨졌다.

☐ 음부가 가려워 질 세척을 했다.

고혈당으로 피로감과 무기력감에 시달려요

혈당이 높으면 만사가 귀찮고 의욕이 떨어지는 건 사실이에요. 당뇨 환자 치고는 관리를 잘하는 편이지만, 어느 순간 피로감이 몰려오죠. 그럴 때 혈당을 재보면 반드시 높게 나와요. 그럴 때는 하기 싫어도 억지로 운동을 하죠. 그러면 정상 혈당으로 돌아오고, 기분도 한결 나아지더라고요. 혈당이 높을수록 의욕도 떨어지고 기운이 없어지지만 처음에는 별다른 증상이 없기 때문에 몰랐죠.

몸이 나른해지면서 꼼짝도 하기 싫어요

당뇨로 혈당이 올라가면 꼼짝도 하기 싫어요. 바로 코앞에 있는 약봉지도 가지러 가기 싫을 정도로요. 그 정도면 혈당이 많이 높은 거죠. 당뇨병을 오래 앓았기 때문에 '이대로 있으면 안 되겠구나.' 하는 감이 와요. 그래서 죽을힘을 다해 일어나 운동을 하죠. 그러면 몸도 훨씬 가벼워지고 기분도 좋아져요.

귀찮아서 마냥 편히 누워있고 싶지만 가능하면 한 걸음이라도 움직이려고 해요. 산책도 하고 몸을 최대한 움직여서 악순환이 반복되지 않도록 신경을 쓰죠. 혈당 수치가 위험 단계인 300이 넘어가면 진짜 숟가락도 들기 싫을 정도가 되거든요. 일부러 움직이기 싫을 때 운동하고, 몸 상태가 좋을 때는 오히려 가만히 있어요. 몸이 좀 나른하다 싶으면, '아이코, 안 되겠다. 기어서라도 움직여야지. 이대로 쓰러지면 안 돼.' 하는 생각이 먼저 들어요.

무기력감과 게으름을
수다로 풀어요

근래 들어 많이 피곤해져서 거의 20시간을 내리 잠만 잤어요. 갑상선 검사를 하면서 걱정했는데 다행히 이상이 없었어요. 평소에 무기력한 느낌이 자주 드네요. 한마디로 남들은 앞서가는데 나만 뒤처진 느낌이랄까? 잠깐 그런 감정이 들었는데 이제는 그것마저 귀찮다는 생각이 들어요. 무기력감과 게으름 때문에 아무것도 하지 않은 채 멍하니 있을 때가 많아요.

외부 사람과의 약속은 어쩔 수 없이 지키는 편이라서 내 속사정을 전혀 눈치 채지 못하죠. 마음이 통하는 사람들을 만나 엄청 수다를 떨어도 마음 깊숙한 이야기까지 하지는 않으니까요. 생각해 보면 삶의 질이 상당히 떨어지는 것 같아요. 그러다 혼자 있는 시간이 되면 다시 제자리로 돌아와 우울함에 사로잡히게 되죠.

죽고 싶을 만큼
무기력감이 들어요

특별한 이유 없이 무기력한 상태에 빠져 죽고 싶다는 생각이 들었어요. 모든 게 자신이 없고, 이렇게 사느니 차라리 죽는 게 낫겠다 싶었죠. 그런 생각이 지속되지는 않고 드문드문 나타나요. 계속 잠만 자다 보면 내일은 뭐하지? 모레는……? 이런 질문이 꼬리에 꼬리를 물고 일어나면서 모든 것이 의미가 없어 보여요. 큰 부자로 살지는 못하더라도 미래에 대한 희망은 있어야 하잖아요. 남들 보기도 그렇고. 그러다가도 언제 그랬냐는 듯 정신을 차리곤 하죠.

당뇨병을 앓기 시작하면서 나타난 무기력증에서 벗어나기까지 5년이라는 세월이 흘렀네요. 그 전에는 폐인이나 마찬가지였어요. 매일 집에서 잠만 자고, 그나마 깨어있을 때는 쓸데없는 생각이나 하면서 허송세월을 보낸 거죠. 질병을 자신의 의지로 극복한다는 것이 얼마나 힘든 일인지 새삼 깨달았어요. 5년 동안 당뇨병 치료를 위해 이것이다 싶게 시도한 것은 없지만, 앞으로 어떻게 살아야 되겠다 하는 의지만큼은 굳게 다잡았어요.

체중이 줄고 갈증이 많이 났어요

당뇨 합병증이라고는 생각도 안 해봤어요. 체중이 빠지고 목이 말라서 물을 많이 마셨는데, 하루 한 주전자는 마신 것 같아요. 아무리 마셔도 계속 갈증이 나더라고요. 혈당이 얼마나 높았으면 그랬겠어요?

물을 많이 마시고 소변 양이 많아졌어요

당뇨병 초기 증상으로 물을 많이 마시니까 소변 양이 많아졌어요. 소변을 본 뒤에도 개운치 않고 잔뇨감이 느껴졌고요. 다행히 약을 먹으니 갈증이 없어지고 소변도 정상적으로 보게 됐어요. 창피한 일이지만, 소변이 옷에 흘러서 허옇게 묻기도 했어요.

불안하고 초조하면
소변이 자주 마려워요

저혈당 때문에 기운이 없고 식은땀이 나거나 어지러워서 못 일어
난 적은 없어요. 그런데 혈당이 올라가면 다른 건 몰라도 심리적으
로 피로감이 들면서 소변을 자주 보게 되는 증상이 있어요. 소변을
보고 온 지 10분이나 20분도 채 지나지 않았는데 또 마렵고 그래
요. 마음이 편하면 서너 시간은 안 가는데, 한 번 불안한 마음이 들
기 시작하면 자주 소변을 보러 가게 돼요. 그게 병이더라고요.

식이요법과 함께
약을 복용하는데도 살이 빠져요

식이요법과 함께 당뇨약을 먹고 있는데도 살이 49킬로그램까지
빠졌어요. '내가 무슨 큰 병에 걸렸나 보다.' 생각했죠. 살이 빠지
니까 기운도 없고, 그래서 정밀검사를 받아보려고 병원에 입원했
어요. 그때부터 나름대로 철저하게 치료를 시작했죠.

몸이 붓고 쑤시면서
피부가 쓰리고 아파요

지금도 혈당이 많이 올라가면 몸이 부어요. 그런데다 온몸이 쑤시
면서 관절통도 있는 것 같고, 피부도 쓰리고 아파요. 타이레놀 진
통제를 먹어야 좀 가라앉더라고요. 그러다 자고 나면 얼굴이 퉁퉁
붓고, 이상이 생겨서 확인해보면 혈당이 높아요. 그럴 때는 특히

조심을 하죠. 그러면 얼굴의 부기는 며칠간 걱정 안 해요.

혈당이 올라가면
손발 껍질이 다 벗겨져요

처음에는 손발의 껍질이 벗겨졌어요. 반점도 그때 생겼는데, 별 약을 다 써봐도 안 낫더라고요. 그러다 민간요법으로 치료했더니 혈당이 내려가더군요. 혈당이 내려가니까 손발 껍질도 벗겨지지 않고, 그렇게 가렵던 피부도 괜찮아졌어요.

단것이 자꾸 먹고 싶고
음부가 가려워요

단것이 자꾸 먹고 싶고 음부가 가려웠어요. 당뇨가 있으면 피부가 건조해지고 특히 여성은 음부 가려움증이 생긴다는데, 당뇨에 걸렸다는 걸 몰랐으니까 저녁마다 따뜻한 물에다 세척제로 씻기만 했죠.

당뇨병은 다뇨(多尿)와 다음(多飮), 다식(多食)의 삼다병

당뇨병의 증상은 늘 피곤하고, 눈이 흐릿하며, 밥을 많이 먹는데도 살이 빠지고, 이상하게 자꾸 염증이 생기는 등 다양합니다. 일반적으로 알고 있는 대로 '먹어도 살이 빠지는 병'의 대표주자가 바로 당뇨병이죠.

하지만 실제로 조사해본 바에 따르면 환자 100명 중 80명 정도는 '갈증' 때문에 진료를 가장 많이 받는 것으로 밝혀졌습니다. 나머지 20명, 즉 20퍼센트 정도는 친구 따라 병원에 갔다가, 혹은 정기 신체검사에서 우연히 발견되는 별다른 증상이 없는 당뇨병입니다. 이를 '무증상 당뇨'라고 부릅니다. 초기에는 별다른 증상이 나타나지 않아 발견이 어렵기 때문에 정기적으로 당뇨 검사를 해보는 것이 좋습니다.

당뇨병의 대표적인 증상은 소변을 자주 많이 보는 다뇨(多尿)와 물을 많이 마시는 다음(多飮), 그리고 음식을 많이 먹는 다식(多食)입니다. 그래서 당뇨병의 별명이 삼다(三多)병입니다. 여기에다 '원인을 알 수 없는 체중 감소'를 더해서 '당뇨병의 전형적인 증상 네 가지'라고 얘기합니다.

이밖에도 당뇨에 의해 나타나는 여러 가지 증상이 있습니다. 정신적인 피로감이나 시원치 않은 부부관계, 치아의 통증 등이 대표적입니다. 또한 당뇨병이 잘 조절되지 않아서 합병증이 보태

지게 되면 훨씬 많은 증상들이 나타날 수 있습니다. 그래서 전형적인 증상 이외의 증상이 한두 가지 나타나는 경우에는 당뇨병으로 인한 것인지 아닌지 진단하는 것이 수월치 않습니다.

05

당뇨병, 공부한 만큼 좋아진다

당뇨는 환자 스스로 관리해야 하기 때문에 혈당에 미칠 수 있는 일상생활의 세세한 정보까지 정확히 알고 있어야 합니다. 자신의 병과 관리법에 대해 관심이 높은 사람은 텔레비전이나 인터넷, 책을 비롯한 대중매체는 물론이고 주변 사람이나 강연회 등 다양한 경로를 통해 정보를 얻게 됩니다. 당뇨 환자의 상당수는 당뇨 캠프나 당뇨 환자 모임, 당뇨교실 등에서 실질적인 도움을 받았다고 말합니다. 특히 막연하기만 했던 식사 조절법이나 운동법 등에 대한 교육이 호응이 좋았습니다.

당뇨병은 합병증으로 다양한 증상이 나타나기 전까지는 아파 보이거나 신체적으로 불편해 보이지 않기 때문에 그 심각성을 잘 모릅니다. 본인은 물론 심지어 가족조차 모르는 경우가 많아서 외로움을 느끼기도 합니다. 따라서 같은 처지에 있는 사람들의 이야기를 통해서 공감대를 형성하기도 하고 비슷한 경험을 가진 사람들의 모임에서 실질적인 정보는 물론 정신적인 위로까지 받곤 합니다.

당뇨 환자의 모임을 알게 되는 경로는 병원의 안내 책자나 인터넷, 잡지 등 다양합니다. 종합병원이나 대학병원 등 규모가 큰 병원은 정기적인 당뇨교실을 열어 당뇨병에 대한 전반적인 교육과 정보를 제공함으로써 환자 스스로 당뇨를 관리하는 데 도움을 주고 있습니다.

☐ 당뇨 캠프에 가서 식사요법과 생활요법에 대해 정확하게 알게 되었다.

☐ 먼저 고통을 경험한 분들의 정보가 큰 도움이 되었다.

☐ 공감대가 있어서 그런지 남편이나 자식보다 환우들이 더 가깝게 느껴진다.

☐ 당뇨인 산악회를 통해 그동안 무엇을 잘못 알고 있었는지 알게 되었다.

☐ 당뇨교실에서 알려주는 식사요법은 실천하기가 어렵다.

☐ 인터넷을 통해 당뇨협회에 대해 알게 됐다.

☐ 혈당 수치가 올라간 뒤 주변 사람들로부터 많은 정보를 들었다.

식이요법에 대해 정확히 알게 되었어요

당뇨 캠프에서 많은 도움을 받았어요. 당뇨 환자들은 나름대로 식이요법을 한다고 하면서도 밥을 먹고 난 뒤 간식으로 떡이나 빵, 과자 등을 먹곤 해요. 심지어 한 끼 식사 대용으로 먹어야 하는 옥수수도 아무 생각 없이 간식으로 먹죠. 탄수화물 과다 섭취가 바로 당뇨의 원인일 수도 있는데, 그것도 모르고 탄수화물 함량이 높은 음식을 무턱대고 간식으로 먹는 거예요.

캠프에서 그동안 식습관이 얼마나 잘못됐는지 알게 됐어요. 그래서 밥 대신 옥수수를 먹을 때도 배운 대로 곡류군 1교환 단위에 맞춰 옥수수 반 개, 우유 반 컵, 계란 프라이만 먹어요. 식사를 조절하는 것이 생각만큼 쉽지 않았는데 식품 교환 단위에 따라 조금만 신경 쓰면 당뇨병을 좀 더 잘 관리할 수 있지 않을까 생각해요.

생활 속 관리가 중요해요

당뇨 캠프에 가서 의료진하고 같이 생활을 하니까 평소 궁금했던 것을 구체적으로 물어볼 수 있어서 좋았어요.

같은 병을 앓고 있는 사람끼리 모여서 정보를 주고받는 것이 상당히 중요해요. 경험을 서로 나눌 수도 있고요. '이건 나도 꼭 해야 된다.' '운동은 생명이구나.' 하는 생각이 들어서 그때부터 저녁 먹고 운동을 시작했어요. 덕분에 혈당 조절도 잘 되고 상당한 효과를 봤죠.

당뇨 교육은 병원에서도 받았어요. 종합병원에는 대부분 당뇨교실이 있거든요. 그런데 들을 때는 다 아는 것 같지만 실제로 자기 몸에 적용해서 실천을 하는 게 잘 안 돼요. 실제로 해보면서 어떻다는 것을 직접 느껴봐야 해요. 그래서 같은 당뇨 환자와 함께 산행을 가거나 캠프에 참석하면 상당히 도움이 됩니다.

당뇨 증상이 나타날 때는 잘 치료하는 것이 중요합니다. 초기에 제대로 대처하지 못하면 자기도 모르는 사이에 서서히 몸이 망가지거든요. 당뇨 합병증으로 백내장에다 단백뇨까지 있어서 서울의 대학병원을 찾아 검사를 받았는데, 진작 당뇨 모임을 알았으면 좋았을 텐데 하는 후회가 듭니다. 전국 각 시도에 이런 당뇨 모임이 활성화되면 좋을 것 같아요. 현재는 서울밖에 없거든요.

당뇨 환자 500만 시대가 눈앞에 다가왔잖아요. 국민 보건복지 차원에서 전국적으로 그런 모임과 행사를 많이 할수록 좋을 것 같아요.

다른 사람의 경험이 소중한 정보예요

당뇨병을 앓다 보니 왜 하필 이런 병에 걸렸나 싶어지면서 한편으로는 외로웠어요. 찾아보니까 서울의 한 대학병원에 당뇨 환자 모임인 '서당회'가 있더군요. 매달 모임에 나가 교수님께 교육을 받고 혈당 검사나 당뇨식을 하면서 당뇨병을 오래 앓고 있는 환자들과 대화를 나누니까 얻게 되는 정보가 많더라고요. 당뇨로 인한 고통을 먼저 경험한 환자의 정보가 생활 속에서 많은 도움이 되었죠. 식습관을 통해 혈당 관리를 하게 되니까 건강이 유지가 되면서 당뇨 관리에서 무엇이 중요한지도 알게 되더라고요.

환우와의 공감대가
가족보다 더 힘이 돼요

인터넷을 배우고 나서 우연히 한 사이트에서 당뇨 환자의 산행 정보를 봤어요. 아마 십 몇 년 전이었을 거예요. 동우회에 가입해서 행사가 있으면 꼭 참석했죠. 언젠가 당뇨 환자 걷기대회에 참여했는데 목포에서 경기도의 수목원과 서울숲공원을 거쳐 시청까지 걸었어요. 하루 20~30킬로미터씩 걸으니까 힘은 들었지만 무척 즐거웠습니다.

매년 행사에 참석해 동료나 환우들하고 지내다 보니까 가족보다 더 친해요. 남편도 처음에는 내가 아프다고 하면 병원에 같이 가고 했는데 이젠 예전만큼은 아니에요. 오히려 3년 전 극기 훈련하면서 만난 동료를 매달 만나는 게 더 좋고, 때가 되면 하루빨리 보고 싶다는 생각이 들죠. 그래서 이렇게 1개월에 한 번 만나는 행사 말고 별도 모임을 추진해서 만나기로 했어요.

처음 만나면 서로 잘 모르잖아요. 각자 살아온 배경도 파악이 안 되고……. 그런데 모임을 통해 자주 만나니까 공감대가 형성되면서 금세 친해져요. 1년에 한 번 정도 같이 숙박을 하면서 자식들이나 남편한테 차마 이야기하지 못하는 아픔을 나누고 있어요. 혈당 조절이 잘 안 된다거나 발이 저리다는 얘기, 눈이 조금 이상하다는 등 이런저런 이야기를 편하게 해요.

식구들한테 이런 이야기를 하면 몰라요. 지금은 캐나다로 이민 간 딸이 만 3년을 같이 살았는데, 그 딸도 내가 아프다고 하면 무조건 많이 먹지 말라는 말만 해요. 몸 관리 못한다며 야단이나 치고……. 내 마음을 몰라주는 것 같아요. 그래서 환우들을 만나 위로받는 게 더 나은 것 같아요.

서로의 아픔을 나누니까 가까워져요

남편이 당뇨협회 월간지를 매달 사다줬어요. 그런데 실제로 읽기를 않아서 산악회나 캠프 등이 소개되어 있는 줄을 전혀 몰랐죠. 뒤늦게나마 캠프나 강연에서 여러 환자를 만나 동병상련의 아픔을 나누니까 진짜 가까워졌어요. 멀리 있는 친척보다 훨씬 나은 것 같아요.

당뇨 환자 산악회에서 운동의 중요성을 알았어요

병원에서 당뇨에 관한 자료 책자를 봤는데, 당뇨협회에서 운영하는 한마음산악회가 소개되어 있더라고요. '여기 가면 당뇨 경험자들이 많이 오겠구나. 가서 이야기 좀 들어봐야겠다.'라는 생각을 했죠. 매달 두 번째 수요일마다 산행을 한다기에 나도 한번 참여를 해봤어요. 그곳에 모인 회원 중에서는 내가 제일 젊더라고요. 먼저 혈당을 잰 다음 산에 올라가는데, 다른 사람은 100 정도인데 나는

237이나 나왔지 뭐예요.

당뇨협회 회장이 내 이름을 부르더니 "당신 혈당이 이게 뭐야! 여기 산악회 오는 사람들 중에서 수치가 제일 높잖아." 그러더니 속도를 내서 부지런히 먼저 올라가래요. 다른 회원은 나이가 많기 때문에 천천히 걸어가고 있었죠. 한두 시간 정도 걷고 나서 혈당을 재보니 110으로 뚝 떨어져 있더라고요. 그때 운동의 중요성을 처음으로 느꼈어요.

사실 취미가 등산이라 대여섯 시간씩 산행을 하곤 했지만 혈당을 재볼 생각은 한 번도 안 했죠. 2004년 공인중개사 자격증을 따고 그 모임의 산악회 대장을 맡았어요. 그들과 함께 매달 산행을 하면서도 당뇨에 대해서는 전혀 신경을 쓴 적이 없는데, 당뇨협회 산악회는 확실히 다르더라고요. 특히 어느 정도 속도로 산행을 해야 자신한테 맞는지를 알게 되었죠.

당뇨 교육은 반복이 중요해요

진작 당뇨병에 대해 알고 있었다면 당뇨병에 안 걸렸겠죠. 하지만 당뇨 교육은 한 번 받는 것으로 만족해서는 안 되고 스스로 잘 관리할 수 있을 때까지 여러 차례 받는 것이 중요해요.

피치 못할 사정이 아니면 당뇨교실은 꼭 가요. 들은 얘기 또 들어도 좋고, 환자들이 질문할 때마다 새삼 '아! 그렇구나. 이런 점이 있었네.' 하는 것을 많이 느끼거든요. 그래서 당뇨 교육은 여러 번 반복해서 받는 게 필요해요. 종합병원마다 무료 당뇨교실이 있으니까 기회 있을 때마다 받으면 돼요.

식사 조절 교육은 현실성이 부족해요

당뇨교실 다니면서 처음에는 무척 답답했어요. 당뇨 환자의 식사 조절을 위해 무엇을, 어떻게 먹는지 배웠지만 실천하기가 쉽지 않더라고요. 물론 영양사가 칼로리까지 계산해서 식단을 짜놓았겠지만, 대한민국 당뇨 환자 중에 끼니마다 그걸 맞춰서 먹을 사람이 어디 있겠어요? 토마토 한 쪽, 사과 반쪽에 귤 몇 쪽, 밥의 양은 얼마를 덜고 반찬은 요만큼 먹는다, 하는 게 어디 쉬운 일인가요? 진짜 지극정성을 가진 사람이나 당뇨 합병증으로 어쩔 수 없이 식단 조절을 해야 하는 굳은 의지를 가진 사람이 아니면 따라 하기 힘들어요.

주부들이 반찬 칼로리까지 정확히 계산해서 요리해주기는 어렵죠. 밖에서 다른 사람하고 식사를 할 때도 마찬가지고. 여럿이 먹는데 혼자만 따로 먹기는 불편하잖아요. 현실성이 많이 부족한 것 같아요.

합병증의 심각함을 뒤늦게 알았어요

당뇨 합병증에 대해 주변 사람들한테 물어봤어요. 진료받을 때나 텔레비전, 인터넷으로도 정보를 얻었고요. 하지만 당시에는 당뇨를 쉽게 생각해서 그랬는지 자세히 알려고는 하지 않았죠. 당뇨병 초기에 빨리 병원에 가서 진찰을 받았어야 했는데, 심각하게 생각하지 않았던 거예요. 그러다 탤런트 누가 당뇨로 실명을 했네, 다리를 절단했네 하는 이야기를 들었어요. 그러고 보니 직장생활을 할 때 육군 중장 출신의 납품업체 사장이 당뇨 때문에 두 다리가 썩어서 절단했다는 사실이 떠오르더라고요.

당뇨협회를 우연히 알았어요

인터넷을 검색하다가 우연히 당뇨협회를 알게 되었어요. 사이트에 들어가 보니 당뇨 캠프가 소개되어 있더군요. 벌써 5년 전 일이네요. 3박 4일 동안 호텔에서 의료진, 영양사, 간호사, 운동처방사가 당뇨 교육을 한다고 나와 있어서 '나도 한번 가봐야겠다.' 생각했죠.

　회사일 때문에 바쁘긴 했지만 큰맘 먹고 나흘 동안 휴가 간다 생각하고 참석했습니다. 당뇨병에 대해서는 거의 지식이 없었던 상태에서 아침 일찍부터 밤 10시까지 줄곧 교육받고 대화하면서 당뇨병의 증상과 합병증, 그리고 이를 치료하기 위한 기초적인 운동법, 식이요법, 스트레스 관리법 등을 배웠어요. 사람이 태어나서 죽는 전 과정을 자세히 알게 되는 듯한 느낌이 들었죠. 당뇨의 시작과 끝이 이렇구나 하는 윤곽이 머릿속에 딱 그려지는 겁니다. 진작 이걸 알았더라면 좋았을 텐데, 교육이 이렇게 중요하구나 생각하면서 네 차례 다녀왔습니다.

혈당 수치가 올라간 후로는 정보 교환을 해요

당뇨와 관련된 이야기가 나오면 귀담아듣고, 주변 친구들 가운데 누가 당뇨가 있다고 하면 어떻게 관리하는지 서로 묻고 정보도 교환해요. 나이 든 중년들이 더 관심을 갖는 것 같아요. 마을에서도 당뇨를 어떻게 관리하는지 가르쳐주곤 합니다.

당뇨병, 이렇게 치료하고 관리했다

01

약물 치료, 약을 먹거나 주사를 맞거나

당뇨 진단을 받으면 식사요법 및 운동요법과 더불어 약물 치료를 병행하게 되는데, 약물 치료에는 경구용 혈당강하제(먹는 약)와 인슐린이 사용됩니다. 진단 초기에는 대부분 경구용 혈당강하제를 처방받지만 경우에 따라서는 처음부터 인슐린을 사용하기도 하고, 경구용 혈당강하제를 복용하다가 인슐린으로 전환하는 경우도 많습니다.

대부분의 당뇨 환자는 규칙적으로 약을 잘 챙겨 먹지만 약 먹을 시간을 놓치거나 심지어 약 먹는 것을 잊어버리기도 합니다. 날마다 정확한 시간에 약을 챙겨 먹어야 한다는 사실이 때로는 귀찮거나 힘들게 느껴질 수도 있습니다. 특히 진단 초기에 당뇨약을 먹으면 어지럽거나 기운이 없어서 약 복용을 중지하는 경우도 있습니다.

일반적으로 먹는 약을 복용하다가 혈당 조절이 매우 힘들어졌을 때 인슐린 주사를 맞는 경우가 많아 인슐린은 마지막 단계라는 인식이 존재합니다. 반면에 인슐린 주사를 맞으면 혈당 조절이 쉽기 때문에 먹는 약에 비해 훨씬 편하다고 말하는 환자도 있습니다. 알약을 갖고 다니면서 먹는 불편함을 덜어주고, 장기 손상처럼 장기간 약 복용에 따른 부작용 등의 우려가 없기 때문에 인슐린 주사를 선호하기도 합니다.

인슐린을 주사하기 위해서는 인슐린 주사를 놓는 방법, 주사기 다루는 요령, 인슐린의 단위를 자신에게 맞게 조절하는 방법 등을 알아야 합니다. 대부분의 당뇨 환자는 직접 주사를 놓습니다.

인슐린 주사는 맞는 위치에 따라 더 아플 때도 있고, 날마다 주사를 맞는 것이 귀찮고 힘들 수도 있습니다. 그래서 자동으로 인슐린을 주입하는 인슐린 펌프를 환자 몸에 착용시키기도 합니다. 인슐린 펌프란 환자의 기초 대사량이나 식사량에 따라 인슐린 주입량을 정확히 계산해 피하지방에 주입하는 일종의 의료기구를 말합니다. 하지만 24시간 착용하고 있어야 하기 때문에 더운 여름이나 샤워를 할 때는 불편할 수 있습니다.

경구용 혈당강하제 복용

☐ 15년 동안 병원에서 처방해주는 약을 거르지 않고 먹었다.

☐ 약 복용이 귀찮고 자주 잊어버려서 관리를 소홀히 했다.

☐ 먹어야 할 약이 너무 많아서 약 먹는 것이 지겨울 때가 많다.

☐ 약을 먹으면 어지럽고 기운이 없어서 약을 끊었더니 역효과가 났다.

인슐린 주사하기

☐ 하루 대여섯 알씩 약을 먹는 것보다 주사 한 방이 더 간편하다.

☐ 인슐린은 아침에 한 번 맞으면 되니까 편하고 부작용도 없어서 좋다.

☐ 약을 오래 먹으면 내장이 망가질 것 같아서 인슐린을 맞겠다고 했다.

☐ 20년 동안 인슐린을 맞고 있는데 정말 간편하다.

☐ 인슐린 맞는 부위를 다섯 군데로 나누어 1개월 단위로 돌려가며 맞는다.

☐ 인슐린을 맞는 게 아프고 귀찮다.

인슐린 펌프

☐ 계산이 복잡해서 노인이 사용하기에 어려움이 있다.

☐ 인슐린 펌프를 달고 나서는 음식을 조절하기가 쉬워졌다.

밥 먹자마자 바로
그 자리에서 약을 챙겨 먹어요

그동안 당뇨약은 한 번도 거르지 않고 챙겨 먹었는데 6개월 동안 등산을 다니면서 복용을 중단했어요. 그런데도 혈당을 재보면 괜찮게 나오더라고요. 이렇게 운동하고 물을 많이 먹으니 괜찮구나 싶어 자가 진단을 내렸죠. 산에 같이 다니는 친구가 "아이고, 당신

이 의사고 환자고 다 해라." 그러더라고요. 어쨌든 매일 도시락을
싸서 산에 오르니 공기도 좋고 뱃속도 편한 거예요.

친구가 "그래도 약은 먹어. 그러다가 안 좋아지면 어떻게 해?"
하고 걱정을 해줬지만 "괜찮아, 물 많이 먹으니까 괜찮아. 건강하
잖아. 산에도 다니고 얼마나 좋아? 매일 혈당 재고 있으니 별일 없
을 거야." 이러면서 걱정하지 말라고 큰소리를 쳤죠.

약 복용을 중단한 지 2개월 만에 병원을 갔어요. 담당 교수가 진
찰을 해보더니 약을 계속 복용하라고 하더군요. 그 뒤 꼬박꼬박 약
을 복용하고 있어요. 결핵 걸렸을 때도 먹었고, 지금까지 잘 복용
하고 있어요. 애들 학교 보내고 잊어버릴까 봐 밥 먹자마자 바로
그 자리에서 꼭 챙겨 먹죠.

정기검진과 망막 검사, 그리고 약은 거르지 않아요

6개월에 한 번씩 검사를 꼭 받아요. 눈 검사는 특히 챙겨요. 다른
검사는 1년에 한 번씩 하거든요. 그리고 어디를 가건 항상 인슐린
약은 챙겨 먹어요. 15년 동안 약을 안 먹은 게 서너 번밖에 안 될
거예요. 약간 고지식한 사람은 식전 약, 식후 약 구분하잖아요. 그
걸 꼭 지켜야 하는 줄 아는데, 나는 식전 약봉지에 다 넣어달라고
해서 한꺼번에 먹어요. 의사 선생님한테 "이래도 될까요?" 하고
물어보면 안 먹는 것보다는 그게 낫다고 말합니다. 이 외에도 병원
에서 하라는 것은 다 했어요. 민간요법은 하지 않았고요. 특히 정

기검진은 꼬박꼬박 했죠.

약 복용이 귀찮고 자주 잊어버려요

당뇨는 약을 꾸준히 먹는 게 중요한데, 약 먹는 게 귀찮아요. 약이 몇 가지나 되는데다 식전 약, 식후 약 따로 있고 그러니까 깜빡깜빡 잊어버리게 되더라고요. 혈당도 자주 체크해야 되는데 솔직히 귀찮고, 기계를 따로 사자니 부담도 되고……. 아직 젊으니까 당뇨 정도는 충분히 이겨낼 수 있다는 생각도 들고, 운동을 하면 되겠지 싶기도 해서 관리를 안 했어요. 약도 먹는 둥 마는 둥했지요. 그런데 직장에서 건강검진을 받고 수치를 보니까 여기저기 조금씩 문제가 생겼더라고요.

약이 너무 많아서 챙겨 먹기가 참 어려워요

몸 여기저기가 아파서 병원에 가면 약을 처방해주잖아요. 진료를 받은 과마다 처방해준 약을 다 먹다 보면, 누구 말마따나 밥보다 약이 더 많을 때도 있어요. 그래서 어떨 때는 약을 교대로 먹기도 해요. 너무 약이 지겨워서요. 하지만 당뇨약은 아무리 짐이 많아도 항상 가지고 다니면서 하루도 거르지 않고 먹죠. 혼자 사는 사람이라 어디 가서 어떻게 될지 모르잖아요.

어떤 때는 약 먹는 것을 깜빡하고 음식부터 먼저 먹을 때도 있어요. 약을 잘 챙겨 먹는 게 참 어려운 것 같아요.

어지럽고 기운이 없어 약 복용을 중단했더니 역효과가 났어요

약을 먹으면 어지럽고 기운이 없는 거예요. 그러다 보니 자꾸 누워 있고 싶어지고, '이 약이 나한테 안 맞는구나.' 하고 생각했죠. 다시 병원에 가서 처방을 받아야 되는데, 아예 1년 동안 복용을 중단했어요. 그렇게 자가 진단을 해서 중단했더니 역효과가 났어요. 그러다 친구가 당뇨와 갑상선으로 입원하는 것을 보고 놀라서 다시 약을 먹게 됐어요. 그때부터는 계속 먹었죠.

대여섯 알씩 약을 먹는 것보다는 주사가 훨씬 간편해요

약을 많이 걸렀어요. 아침·저녁 약 먹을 시간을 놓치면 아예 안 먹게 되고, 회식을 하거나 그러면 또 건너뛰게 되더라고요. 그런데 인슐린 주사는 처음에는 거부감이 컸지만 어쨌든 아침마다 맞고 나가니까 거르는 날 없이 거의 맞게 되더라고요. 사실 주사바늘이 무서워서 예방주사도 잘 못 맞는데, 자기 손으로 주사를 놓으라니, 처음에는 많이 힘들었어요. 주로 배에다 놓는데, 배를 잡고 주사를 놓는 게 굉장히 괴롭더라고요. 그런데 이제는 하루 대여섯 알씩 약을 먹는 것보다는 한 번의 주사가 더 낫다는 생각이 들어요. 훨씬 간편하니까요. 약은 시간 맞춰서 먹어야 되고, 남들 안 볼 때 먹어야 되고……. 이런 것 때문에 불편한 점이 있었거든요. 잊어버리고 안 먹을 때도 많고. 요즘 주사가 잘 나온 것 같아요. 바늘도 얇고 짧은 연필형으로 나와서 배에 놓기가 편한 것 같아요.

그런데 주사 맞은 부위를 문지르면 멍이 들더라고요. 지그시 누르면 잘 안 생기는데, 피가 나올 때는 멍이 들어요. 어차피 복부는 옷으로 가려지는 부위니까 크게 신경은 안 써요. 뱃살이 있어서 주사 맞을 때도 덜 아픈 것 같아요.

인슐린 주사는 한 번만 맞으니까 좋아요

약을 먹다가 인슐린 주사로 바꿨는데, 약은 무슨 약이든 부담이 돼요. 옛날에는 돼지 췌장에서 채취해서 문제가 좀 있었다는데, 요즘은 과학 기술이 뛰어나잖아요. 프랑스 같은 선진국에서는 당뇨 진단을 받으면 인슐린 주사부터 시작한대요.

인슐린 주사는 협회 회장이 맞아보라고 해서 시작했어요. 당뇨약을 3개월 치 처방받으면 6개월을 먹더라고요. 깜빡깜빡 잊어버리고 안 먹어서 그런 거죠. 그런데 인슐린은 아침에 한 번 20단위를 맞고 나면 하루 종일 노이로제에서 해방이 돼요. 당뇨 캠프에서는 지금도 인슐린 주사를 권해요. 아무래도 부작용이 없기 때문이겠죠?

내장이 망가질 것 같아서
인슐린을 맞아요

객지 생활을 하면 먹는 게 부실하잖아요. 당뇨는 평생 약을 먹어야한다는데, 그러면 위장이나 내장이 망가질 것 같더라고요. 그런데다 약은 잊어버리고 안 먹을 수도 있으니까 차라리 주사를 맞는 게낫겠다고 생각했죠.

담당 의사 선생님한테 말했더니 "당뇨 치료한 지 3년밖에 안 됐으니 좀 더 지켜보는 게 좋겠다."라고 하는 거예요. 그러면서 "당뇨가 심한 사람도 대부분 인슐린 주사를 거부하는데 의외네요." 그러더라고요. "당뇨는 인슐린 분비량이 부족해서 생기는 병이라는데, 메마른 논에 물을 대주면 벼가 제대로 살듯이 부족한 인슐린을 넣어주면 당뇨 관리가 잘 되는 거 아닌가요?" 그랬죠. 그랬더니 "맞는 말이지만 인슐린 주사를 맞으려면 여러 가지 어려움이있습니다. 특히 주사기나 주사바늘을 소독해야 하는데 할 수 있겠어요?" 하고 묻더군요. "뭐든 할 수 있으니 주사만 맞게 해주십시오." 그랬죠.

그때부터 인슐린 주사를 맞기 시작했어요.

20년 동안 인슐린을 맞고 있는데
정말 편해요

혈당 조절이 전혀 안 돼서 바로 인슐린을 주사했어요. 거부를 안했죠. 약 먹는 것을 자꾸 잊어버렸거든요. 인슐린 주사는 '아이들

학교 보내고, 밥 먹기 30분 전'을 아주 철저하게 지키면서 20년 동안 맞고 있어요. 그래서 '나한테는 인슐린 주사가 잘 맞는구나.' 하는 생각이 들어요. 남들은 인슐린 주사를 어떻게 맞느냐고 하는데, 난 괜찮아요. 양쪽 팔과 허벅지, 배 부위를 옮겨가면서 맞아요. 어떤 사람은 인슐린 맞은 부위가 딱딱해지지 않느냐고 하는데, 이렇게 1주일씩 옮겨가며 주사하면 괜찮아요. 진짜 편하고요.

처음 인슐린 주사 교육받을 때 배와 허벅지, 팔에 옮겨가면서 주사를 하라고 배웠어요. 아주 가늘긴 해도 주사바늘이 들어갈 때는 따끔하죠. 보통 병원에서 맞는 바늘보다 가늘기 때문에 아프지는 않지만 무서워서 거부감이 들기는 했어요. 그래도 약을 오랫동안 복용 중인 사람한테는 인슐린 주사를 권하고 싶네요. 물론 체질에 안 맞는 사람, 죽어도 주사를 못 맞는 사람도 있더라고요.

앞으로는 인슐린 주사 치료를 적극 고려해볼 필요가 있을 것 같아요. 처음에는 왼팔부터 시작해요. 1주일 뒤에는 오른팔로 옮겨가고, 그 다음에는 왼쪽 배, 오른쪽 배로 옮긴 다음 왼쪽 허벅지, 오른쪽 허벅지로 옮겨가면 1개월이 다 가요.

인슐린 주사 부위는
1개월 단위로 돌아가면서 맞아요

아침 식전에 믹스타드 28단위, 30단위를 맞고 있어요. 그리고 저녁에 운동을 했는데도 혈당이 너무 높으면 자기 전에 속효형 인슐린 알아이(RI, Regular Insulin)를 3단위에서 5단위 정도 또 주사하죠. 그러니까 아침에 믹스타드 28, 30단위는 꼭 주사하고, 저녁에는 혈당치가 너무 높을 때만 알아이를 추가로 주사하는 거죠. 그러면 부위별로 5개월이나 6개월 만에 한 번씩 처음 주사를 놓았던 본래의 자리로 돌아와요. 그렇게 관리하고 있어요.

혈당을 수시로 검사해서 인슐린을 투여해요

혈당은 아침에도 재고 밤에도 잽니다. 그러다 당이 올라갈 때면 간격을 조절해서 인슐린을 맞죠. 그러니까 나름대로 노하우가 생기더군요. 인슐린을 일단 10단위로 주사하고, 음식을 조금 더 먹었다든지 운동을 못했다 하면 혈당을 체크해요. 그래서 당이 올라가면 오전이든 저녁이든 곧바로 과감하게 인슐린을 추가로 투여하는 거죠.

인슐린 주사, 아프고 귀찮아요

예전에는 혈당이 뭔지 몰랐어요. 그러니 당뇨에 걸린 줄도 몰랐죠. 우리 마을 보건진료소 소장이 당이 있으니 주의하라고 했지만 '당뇨가 뭔데?' 하고는 약을 안 먹었어요. 그러고는 소 키우는 틈틈이 맥주든 소주든 기회 닿는 대로 마시면서 재밌는 세상을 살았죠.

　당뇨약도 안 먹고 술도 마음껏 마시고 그랬더니 당이 많이 올라갔어요. 그때 아들이 인슐린을 주사하라고 하더군요. 당뇨 초기에 약을 안 먹어서 이렇게 몸이 망가졌다면서. 처음에는 배 부위에 맞았는데, 한 번 주사한 부위에 맞으면 덜 아픈데 다른 부위에 주사하면 아파요. 그럴 때마다 '내가 왜 이런 세상을 사나?' 하면서 안 아픈 부위를 찾아 주사를 놔요. 날마다 주사 놓는 것이 정말 귀찮아요.

인슐린 펌프 치료로 혈당을 관리해요

나는 인슐린 펌프 치료를 하고 있습니다. 펌프에 주사약을 넣고 배 부위에 주사관을 꽂아두면 적절량의 인슐린이 자동으로 몸속에 주입되어 혈당을 잡아주는 거죠. 식사 때도 필요한 양만큼 약을 주입할 수 있고요. 다만 늘 착용하고 있어야 하는 게 불편해요. 특히 운동이나 샤워를 할 때는 펌프를 따로 관리하거나 목걸이처럼 생긴 작은 방수 팩에 넣어두어야 하거든요.

　아무래도 몸에 부착이 되어 있으니까 여름에는 좀 덥죠. 그럴 때는 한 번씩 떼놓기도 하지만 밤에는 저녁 기초량 때문에 꼭 차고 있어야 돼요. 인슐린 펌프도 자기 걸로 만들어야 해요. 어떤 분은 시력이 안 좋아서 아들이 대신 약을 주입해준다고 하더라고요.

인슐린 펌프, 노인이 사용하기는 어려워요

인슐린 펌프는 아주 정확해요. 현재 혈당이 얼마인데, 약을 얼마나 넣으면 혈당이 얼마가 떨어지는지 계산이 탁탁 나오죠. 아주 과학적으로요. 펌프 안에 양을 조정하는 게 있는데, 그것만 따라 하면 틀림없어요. 아주 족집게처럼 고칠 수 있어요.

그런데 문제는 건망증이에요. 밥 먹을 때 주사를 놨는지 안 놨는지 헷갈려요. 잘못하면 약을 두 배로 놓는 게 되잖아요. 아주 정신이 없어요. 물론 여러 가지 확인하면서 검증하는 게 있지만, 여럿이 함께 밥을 먹을 때는 언제 놨는지 기억이 가물가물해요. 급할 때는 그냥 또 한 번 놓고 말죠.

요즘은 두 번 주입하지 못하게 만들어져 있어서 좋기는 한데, 나이 먹어서 일일이 신경 쓰는 게 힘들어요. 그나마 직접 이렇게 할 수 있을 때까지는 괜찮지만, 나이가 더 들어서 스스로 조절을 못하게 되면 문제죠. 그래서 가족들에게 가르쳐줘봤는데, 골치 아파하면서 잘 못해요. 지금까지는 직접 해왔지만 과연 이 상태가 얼마나 갈지 걱정이네요.

나이 들어선 어렵지만 젊었을 때 인슐린 펌프 치료를 받으면 아주 틀림없이 효과가 있다고 봐요. 인슐린도 쓸데없이 적정량보다 많이 넣으면 나쁠 거 아닙니까? 그런데 때에 따라 딱딱 나오니까 얼마나 좋아요? 미리 선을 그을 일은 아니지만, 70대 미만까지는 펌프 사용이 가능할 거라고 봐요. 아무래도 70대를 넘어가면 건망증이 많이 생겨서 그게 걱정이죠. 샤워하고 목욕할 때 불편하다는 것만 빼면 다른 것은 아무 지장이 없어요.

인슐린 펌프 치료로
음식 조절이 쉬워졌어요

음식 조절을 하고 싶어요. 그런데 직업상 밥을 하루 두 끼 먹을 때도 있고, 자주 먹을 때는 네 끼 먹을 때도 있고……. 좀 불규칙해요. 그러다 보니 배가 고플 때면 폭식을 하게 돼서 조절하기가 상당히 힘들더라고요.

그래서 요즘은 인슐린 펌프를 착용하고 있어요. 밥을 많이 먹었다 싶으면 인슐린을 좀 많이 주입하고 적게 먹을 때는 적게 넣으니까 조절이 좀 되죠. 의사 처방에는 인슐린 펌프에 얼마씩 주입해라 하는 기준이 있는데, 그렇게는 맞출 수가 없어요. 사람마다 먹는 종류가 다르니까 알아서 조절을 해야 돼요. 당이 올라가는 정도에 따라 인슐린을 얼마나 주입할지 그 요령을 터득해야죠. 보통 먹는 밥하고 김치찌개 정도면 일정하게 놓는 양이 있는데, 라면이나 빈대떡, 밀가루 음식 등이 들어가면 당이 막 올라가더라고요. 특히 밀가루 음식을 먹고 나서 한두 시간 있다가 평소 넣는 양만큼 인슐린을 투입하고 혈당을 재보면, 평소보다 수치가 막 올라가 있더라고요. 그러면 그만큼 다시 또 넣어주고 그래요.

'자기 관리'가 곧 '치료'의 시작이자 모든 것

당뇨병의 치료 방법은 우선 먹는 것과 움직이는 것 즉 식사요법과 운동요법을 꼽을 수 있고, 먹는 약과 주사제도 빼놓을 수 없습니다. 이에 덧붙여 각종 검사와 당뇨병 교육 등도 치료법의 하나라 할 수 있습니다. 이 가운데 먹는 것과 움직이는 것은 전부 에너지와 관련이 됩니다.

어느 것이 가장 좋은 치료법이냐고 묻는 것은 의미가 없습니다. 중요한 것은 현재 자신의 상태에 맞춰 가장 좋은 것을 선택하는 것입니다. 치료법은 사람마다 차이가 있고, 상황에 따라 달라지기도 합니다. 예를 들어 식사요법과 운동요법만으로 잘 조절되는 사람이라도 맹장수술을 하려고 입원했다면 식사요법을 할 수가 없겠죠? 또한 수술을 하려고 누워있으니 운동을 할 수도 없습니다. 입으로 먹지 못하니까 먹는 약도 물론 안 됩니다. 따라서 어떤 종류든 수술 전후에는 인슐린 주사로 당을 조절해야 한다는 사실을 쉽게 유추할 수 있습니다. 이처럼 어떤 상황인가에 따라 치료 방법을 선택해서 활용하는 것이 좋습니다.

당뇨병은 '치료한다.'는 말보다 '관리한다.'는 표현을 훨씬 많이 사용합니다. 먹는 일, 누가 먹습니까? 자신의 입으로 먹습니다. 운동요법, 누가 합니까? 자신의 육신으로 합니다. 의사를 포함한 의료인은 도와주고 보태줄 뿐, 당뇨 관리는 스스로 해야 되는 것이 많습니다.

식사량 조절과 식사요법을 대신해줄 수 있는 사람은 아무도 없습니다. 이처럼 스스로 해나간다는 의미에서 '자기 관리'라는 말을 흔히 씁니다. 그래서 당뇨 관리는 곧 자기 관리라는 사실을 먼저 충분히 인식하는 것이 치료의 시작입니다. 무엇보다 자기 관리가 당뇨병을 치료하는 올바르고 효과적이며 가장 지혜로운 방법이라고 이야기하고 싶습니다.

02

식사요법, '나만의 방식'을 찾아라

식사요법은 당뇨병의 치료 및 관리를 위한 기본적이며 필수적인 것으로, 영양이 충분한 음식을 일정한 양만큼 섭취하는 것을 말합니다. 즉 무조건 음식을 제한하는 것이 아니라 정상적인 생활을 하면서 적정한 체중을 유지할 수 있도록 하루에 필요한 열량을 균형 있게 규칙적으로 섭취하는 것입니다.

식사요법의 목표는 당뇨병 환자가 정상 혈당과 혈중 지질, 적정한 체중을 유지토록 함으로써 합병증을 예방하거나 지연시킬 수 있는 좋은 영양상태를 지속시키는 것입니다.

당뇨병을 진단받은 사람은 당뇨 교육과 정보를 토대로 식습관이 바뀌는 경우가 많습니다. 물론, 자신이 좋아하는 음식의 섭취를 중단하고 식습관을 바꾸는 일이 생각만큼 쉽지는 않습니다. 경우에 따라서는 적합한 방법을 찾을 때까지 이런저런 시행착오를 경험하기도 합니다. 중요한 것은 자신에게 맞는 나름의 방법을 찾아서 꾸준히 실천하는 것입니다.

당뇨에 효과가 있는 음식의 종류를 파악하면 자신에게 맞는 효과적인 식사요법을 터득하게 됩니다. 간혹 맛있는 음식을 즐기는 것이 삶의 기쁨인데 먹고 싶은 음식을 마음껏 먹지 못해 매우 우울해하는 사람도 있습니다. 왕성한 식욕을 억제하기 힘들거나 음식을 조절하는 데 어려움을 겪는 경우도 있습니다. 또한 다른 가족들의 식단에 맞추느라 식사요법을 실천하기 어려운 경우도 있습니다.

□ 어떤 음식을 얼마만큼 먹어야 되는지 수첩에 기록한다.

□ 식사량을 평소의 절반 정도로 줄여서 하루 세끼를 규칙적으로 먹는다.

□ 잡곡밥을 먹는 것이 힘들었지만 하나씩 추가하다 보니 맛있게 먹게 되었다.

□ 식사량을 줄이고 식사시간 사이에 간식을 먹는다.

□ 먹는 것을 갑자기 줄여서 상실감이 크지만 조금씩 절제하면서 타협을 한다.

□ 기름기가 없는 돼지고기 안심을 조금씩 먹고, 해조류를 자주 먹는다.

□ 28가지 잡곡을 사다가 보리를 섞어서 잡곡밥을 해먹는다.

□ 채소로 배를 채우면 밥을 덜 먹게 된다.

□ 당뇨병 관리에서 가장 큰 어려움은 식욕을 억제하는 일이다.

□ 식구들과 함께 밥을 먹으면 식사요법이 잘 지켜지지 않는다.

□ 음식을 만들다가 나도 몰래 음식을 먹게 된다.

□ 음식점을 지나다니는 게 제일 고통스럽다.

수첩에 기록을 하면서
음식 습관을 알았어요

옛날에는 술을 좀 마시고 했으니까 삼겹살을 많이 먹었죠. 그러다 하루 세끼 어떤 음식을 먹는지 수첩에 기록을 해보기로 했어요. 그렇게 기록한 음식의 양이나 종류 등을 보니까 어떤 음식이 혈당을 얼마나 올리는지 금세 알 수 있게 되더군요. 물론 상황에 따라 수치가 다르겠지만, 수첩에 기록해보니 확실해지더라고요.

맛있는 음식도
조금만 먹어요

전에는 맛있는 음식은 무조건 많이 먹었죠. 키도 작은데 체중이 73킬로그램 정도 나가요. 많이 먹으니까 살이 찌는 거 아니겠어요? 갈비도 네다섯 대씩 먹고, 고기도 매일 한 근씩 먹었는데 요즘은 살코기만 조금 먹어요. 밥도 납작한 공기에 먹고. 정 배가 고프다 싶으면 오이 같은 채소나 미역을 먹죠. 병원에서 시키는 대로, 그런 걸로 배를 채우는 거예요.

식사량을 절반으로 줄이고
끼니때를 지켜요

예전에는 '이왕 죽을 거, 실컷 먹자.'라고 한 적도 있지만, 이제는 많이 가려서 먹어요. 먹고 싶은 건 많죠. 고기를 참 좋아했는데, 양껏 못 먹고 채소 위주로 먹어요. 집에서도 가끔 양배추나 오이를 그냥 먹습니다. 몸에 좋다는 것 위주로 골라서 먹는데, 먹다 보니까 그것도 양이 많더라고요. 그래서 이제는 채소도 조금씩만 먹어요.

밥은 하루 세끼를 꼬박 먹는 대신 양을 많이 줄였습니다. 예전에 먹던 양의 절반 정도인 한 공기만 먹어요. 아침은 6시쯤 일어나서 먹고, 점심은 12시쯤 양파에 고기를 약간 넣고 볶아서 먹죠. 저녁은 6시쯤, 밥 한 공기에 과일 한 쪽 정도 먹습니다.

전에는 닥치는 대로 먹었는데 지금은 될 수 있는 한 조금만 먹으려고 노력해요. 그래야 당 수치가 올라가지 않으니까 먹고 싶어도 꾹 참아요. 밥은 현미를 많이 넣어요. 현미가 너무 많으면 씹기 불편하니까 백미와 콩 종류를 넣은 잡곡밥을 먹어요.

뭔가 먹고 싶을 때는 노란 알배추나 오이, 당근을 먹습니다. 요즘은 살짝 익힌 양파를 곁들여 먹어요. 맛이 없어도, 먹기 싫어도 먹어야죠. 진짜 맛이 너무 없는 건 먹기가 힘들지만 그래도 먹어야지 어떡해요?

밥도 많이 먹고 단것도 좋아했는데 이제는 달라졌어요

돌이켜보면 시어른 모시고 살 때는 가족 모두 생선을 참 좋아했어요. 아침저녁으로 꼭 상에 올렸죠. 주로 굽거나 조림을 하는데, 간장에다 설탕 푹 떠넣고 양념장 만들어서 졸이면 그 맛이 기가 막혔어요.

처음 당뇨 진단을 받았을 때 그런 생각이 들었어요. '나를 살리려고 당뇨가 왔구나.' 그렇지 않았으면 지금도 음식을 무절제하게 먹고 있을 거예요. 전에는 밥도 많이 먹고 단것도 정말 좋아했거든요. 예를 들어 케이크를 사오면 남편이 싫어하는 크림 부분은 내가 다 먹었어요. 지금도 애들 생일 때 케이크 사오면 참지 못하고 크림을 몰래 먹습니다.

당뇨병 진단을 받은 뒤부터 설탕은 아예 사지 않고 인공감미료를 쓰고 있는데, 손님들 음식은 흑설탕으로 조리해요. 역시 설탕이 들어가야 맛있잖아요. 입에 달면 독이고 쓰면 약이라는데, 옛날에는 그걸 모르고 단것만 찾았죠.

잡곡을 하나씩 추가해서 먹다 보니 맛있어요

식사는 스스로 계획을 세우고 현재 식단에서 하나씩 추가하거나 빼면서 조절해야 꾸준히 관리가 되는 것 같아요. 그렇지 않고 처음부터 욕심을 부려서 한꺼번에 바꾸려고 하면 그 자체가 상당한 무리가 되는 거죠. 그래서 하나씩, 평소 안 먹던 것을 넣어서 한 가지씩 바꿔가는 것이 필요해요.

잡곡밥도 처음엔 먹기가 너무 힘들었는데 잡곡을 하나씩 추가해서 먹다 보니까 맛있더라고요. 당뇨에 도움이 되니까 한번 먹어보자 했던 여러 가지 섬유질 식품도 그렇게 해서 거부감을 없앴어요.

식사량을 줄이고
식사시간 사이에 간식을 먹어요

우선 식사량을 줄였어요. 그리고 아침과 점심 사이, 점심과 저녁 사이에 간식을 먹어요. 간식은 과일과 우유를 기본으로 해서 칼로리를 조절해요. 매일 아침 9시에 혈당 검사를 하고, 혈당 수치에 따라 간식의 양을 조절하는 거죠. 그렇게 점심 먹을 때까지 혈당을 조절했어요. 그러면 혈당이 식전 식후까지 평균적으로 쭉 올라갔다 저녁까지 아주 고르게 나와요.

그런데 저녁을 먹고 난 뒤 밤이 기니까 문제가 생깁니다. 그래서 저녁 9시경에 또 혈당 수치를 확인한 다음, 아침까지 몇 칼로리를 먹으면 혈당이 유지될지 예상을 해요. 아내가 여기에 맞춰서 우유 한 잔에다 떡 일정량을 간식으로 주죠. 보통 250~270칼로리 정도로, 아침까지 유지할 만큼만 먹어요.

먹는 것을 조금씩
절제하면서 조절해요

식탐이 굉장했어요. 먹는 걸 즐겼죠. 그런데 고기는 탁구공 크기 정도인 40그램만 먹으라고 하더라고요. 그때는 정말 상실감에 빠졌어요. 스트레스도 많이 받았고요. 식습관을 하루아침에 바꿀 수는 없지만 시간이 지나면 차츰 극복되겠죠. 어제까지 마구 먹던 사람이 갑자기 양을 줄이는 건 현실적으로 쉬운 일이 아니잖아요? 이를테면 뷔페에 갔는데 고기는 요만큼만 먹고 나머지는 채소만 먹으라고 하면 그게 쉽겠어요?

물론 당뇨를 치료하려면 당연히 그래야겠지만, 스스로 의지가 부족하다면 차선책으로 서서히 줄여나가는 방법으로 타협해야죠. 의학적인 기준과 정신적인 기준을 가급적 빨리 일치시켜 함께 나아갈 수 있도록 하는 게 중요하다고 생각합니다.

기름기 없는 돼지고기 안심과 해조류를 먹어요

술이나 기름기 있는 음식은 될 수 있는 한 먹지 않으려고 합니다. 아내한테 고기를 먹고 싶다고 하면 기름기를 완전히 없애고 양을 조절해서 주죠. 물론 조금씩요. 돼지고기 안심은 기름기가 하나도 없더라고요. 값도 싸고. 그래서 돼지고기 안심을 조금씩 먹으면서 육류 섭취를 많이 줄여가고 있어요. 그리고 심장이 안 좋아서 육류를 줄이는 대신 해조류를 먹고 있습니다.

생일날에만 흰쌀밥을 먹고 평소에는 잡곡밥을 먹어요

될 수 있으면 생일날을 제외하고는 흰쌀밥은 안 먹는 편이에요. 국수 같은 밀가루 음식을 먹으면 당이 엄청 높게 나오더라고요. 그래서 잡곡밥에 김치나 나물 등 소박한 반찬 위주로 먹고, 특별히 음식을 가리지는 않아요. 다만 옛날에 당뇨를 앓던 할머니가 식혜 같은 것 먹지 말라고 하셨던 게 기억나서 그런 건 아예 안 먹죠.

손자가 둘이 있는데, 그 아이들에게 혹시 당뇨병이 유전될까 봐 더욱 소박하게 차려요. 몸무게가 좀 늘어난 것 같으면 담당 교수가 콕 짚어서 얘기해요. 손자들이 남긴 밥 먹지 말고 버리라고. 아까운 밥을 어떻게 버리냐고 해도 버리래요. 밥은 정해진 양만큼만 먹되 다른 음식은 가리지 말고 골고루 먹는 것이 좋고, 약만 거르지 말라고 해요.

음식을 가리지는 않지만 고기류는 덜 먹고, 잡곡밥 위주로 먹죠. 마트에서 파는 28가지 혼합곡식에다 보리쌀을 한 말 섞어서 잡곡밥을 해먹어요. 당연히 손자들은 싫어하죠. 그럴 때는 "할머니가 사는 게 좋냐, 죽는 게 좋냐?" 물어봐요. 그러면 "아니에요. 할머니랑 오래 살아야 해요." 하면서 잘 먹어주더라고요.

채소로 배를 채우면 밥을 덜 먹게 돼요

지금은 김치를 많이 안 먹습니다. 소금으로 절인 배추와 젓갈, 고춧가루로 담근 거니까요. 김치를 먹고 나면 짜고 매워서 그런지 물을 자꾸 마시게 되더라고요. 그래서 식사습관을 맵고 짜지 않게 바꿨어요.

물을 덜 마시고 식사량을 줄이기 위해 채소를 많이 먹어요. 채소로 먼저 배를 채운 다음 밥을 먹으면 확실히 밥을 덜 먹게 되죠. 채소 값이 비쌀 때는 좀 부담이 되기도 하지만 될 수 있는 한 채소를 많이 먹으려고 해요. 쌀밥은 먹는 만큼 혈당이 올라갑니다. 쌀 같은 하얀 음식이 혈당을 굉장히 높이거든요. 특히 떡은 혈당을 상당히 높이기 때문에 덜 먹는 게 좋아요.

가장 큰 어려움은 식욕을 억제하는 일입니다

눈앞에 있어도 먹으면 안 되는 것이 있잖아요? 그런데 집에 있으면 어느 순간 습관적으로 애들 먹으라고 갖다 놓은 딸기나 초코우유를 벌컥벌컥 단숨에 마셔요. 그리고 저녁식사를 하고 나면 배가 부른데도 오징어나 과자, 빵 같은 것이 생각나요. 물론 없으면 참아지죠. 그런데 먹을 게 눈에 보이면 그 자리에서 바로 먹어치워요. 늘 그런 식이에요.

식구들 반찬을 만들어야 하니까 혈당 조절이 어려워요

직접 해먹으려고 해도 당뇨식을 어떻게 만드는지 몰랐죠. 그러다 병원에 입원해서 당뇨식을 먹어봤어요. 당뇨식이 본래 맛이 없잖아요. 반찬도 그렇고. 그래도 병원 식당에 물어봐서 당뇨식 만드는 방법을 다 기록했죠. 퇴원하면 식단을 그렇게 하려고요. 그런데 몸이 힘드니까 집에 와서는 그게 안 되더라고요. 특히 나 혼자 먹기 위해 음식을 따로 하려니까 잘 안 돼요. 식구들을 위해 반찬을 이것저것 만들다 보니까 당뇨식이 잘 지켜지지 않더라고요. 그러니까 혈당 조절도 안 되고요.

식전 약과 음식의 양을
조절하기 어려워요

병원에서 처방해주는 당뇨약은 항상 식전에 먹도록 돼 있어요. 약을 먹고 30분 뒤에 음식을 먹게 돼 있죠. 그런데 내가 복용하는 약이 당뇨약만 있는 게 아니거든요. 고지혈증이나 고혈압 등등 복합처방된 약이 있는데, 무슨 약 때문인지는 몰라도 식전 빈속에 약을 먹고 배가 고파도 좀 참았다가 밥을 먹으려고 하면 조금 어지러워요.

혼자 사니까 직접 음식을 해먹는데, 그렇게 음식을 만들다 보면 맛을 보게 되잖아요. 그러면서 나도 모르게 음식이 그냥 입으로 들어가게 돼요. 그러다 보니 너무 많이 먹게 되더라고요. 이미 배는 차 있는데 계속 먹는 거죠. 아직 약도 안 먹었는데 말예요. '이거 몇 시간 후에 또 고생하겠구나.' 하는 생각이 들면 틀림없이 그렇게 되더라고요.

다른 가족이나 보호자가 함께 산다면 정해준 대로 절제하면서 먹을 수 있을 것 같아요. 그런데 혼자 알아서 관리해야 하니까 음식 생각이 나지 않고 배가 고프지 않을 때 음식을 일단 만들어 놔야 해요.

음식 냄새를
맡을 때 괴로워요

내 경험으로는 제일 실천하기가 어려운 게 음식 조절입니다. 식당

앞을 지나가는 것이 제일 고통스러워요. 특히 중국 음식점의 짜장 볶는 고소한 냄새나 고기 굽는 냄새를 맡으면 어지러울 지경이에요. 어떤 때는 막말로 '에라 모르겠다. 실컷 먹고 몇 개월 살다 죽지.' 하는 생각이 들 때도 있어요. 실제로 그렇게 해본 적도 있고요. 떡도 실컷 먹어본 적이 있죠. 그렇게 먹고 나면 백 퍼센트 증상이 나타나요. 한두 시간 지나서 저녁 잠자리부터 벌써 피곤해지는 거예요.

그런데 이제는 수수, 보리, 현미를 넣은 잡곡밥에 채소 위주의 식사를 정량대로 정확히 먹고 나면 음식점 앞을 지나가도 예전하고 달라요. 심지어 시장기가 몰려올 때는 고깃집에서 풍겨 나오는 냄새조차 싫을 때가 있어요.

혼자 살다 보니 복지관에 종종 놀러 나가는데, 거기에서 뷔페식으로 식사를 해요. 그런데 다른 사람보다 음식을 워낙 적게 먹으니까 어떤 사람이 그렇게 먹고 어떻게 사느냐고 물어보더군요.

밥주걱으로 밥을 퍼 담을 때 자기의 운명이 결정되는 거예요. 밥주걱이 좀 깊이 들어갔다 싶으면 절반 정도로 덜고, 고기는 잘 안 먹습니다. 기름기 없는 고기가 있으면 한두 점 정도 먹고 그 대신 채소 종류를 많이 먹어요. 당뇨병은 운동도 중요하지만 제일 중요한 건 음식을 조절하는 거예요.

'내 형편'에 맞추는 것이 올바른 식이요법

식이요법에서의 식이(食餌)란 말 그대로 음식을 뜻합니다. 즉 식이요법이란 음식에 매달리는 요법입니다. 미국 사람은 빵을 먹으면서 당뇨를 조절합니다. 한국 사람은 당연히 밥을 먹으면서 조절합니다. 바로 거기에 핵심이 있습니다. 즉 '자신이 구할 수 있는 음식을 어떻게 먹느냐.' 하는 것이 바로 식이요법입니다. 이웃 사람이나 언론, 책에서 권하는 식품이나 음식에 매달릴 필요가 없습니다.

그러면 어떻게 먹는 것이 좋을까요? 정답은 '자신의 형편에 맞게 구한 음식을 골고루 먹는다.'입니다. 그리고 과식하는 게 좋을 리가 없으니 '알맞게 먹는다.' 시간을 꼭 맞춰서 '가능하면 제때에 먹는다.' 이것이 중요합니다. 이 세 가지를 순수한 우리말로 정리하면 '알맞게, 골고루, 제때에'입니다. 자기 형편에 맞게 구한 음식을 '알맞게 골고루 제때에' 먹는 것이 당뇨병 식이요법의 알파이며 오메가입니다.

03

내 몸에 맞는 운동법을 찾아 꾸준히!

운동요법이란 일상생활에서 흔히 할 수 있는 모든 종류의 운동을 통해 당뇨를 관리하는 것으로 약물요법, 식사요법과 더불어 반드시 필요한 치료법입니다. 운동을 통해 몸을 활발히 움직이면 혈액순환에 좋을 뿐 아니라 인슐린의 감수성을 도와 혈당을 낮출 수 있습니다. 또한 혈압을 낮추고 심장마비의 위험을 줄여줄 뿐 아니라 콜레스테롤을 감소시켜 동맥경화를 예방합니다. 체중 감소와 정신적·육체적 스트레스 해소에도 효과적이며 근육 및 뼈의 건강 유지에도 도움이 됩니다.

당뇨 환자가 운동의 효과를 직접 경험한 이후에 운동의 중요성을 깨닫고 규칙적이고 지속적인 운동으로 당뇨를 관리하게 된 경우가 많습니다. 또한 일상생활 속에서의 신체활동으로 운동을 대신하는 경우도 있습니다. 이를테면 버스 도착 지점에서 한두 정류장 먼저 내려서 걷기나 엘리베이터 대신 계단 이용하기, 제자리뛰기 등으로 짬짬이 운동을 하기도 합니다. 이렇게 생활 속에서 실천하는 것만으로도 혈당 수치를 낮추고 체중을 줄이는 데 도움이 됩니다.

여러 운동 중에서도 특히 걷기나 등산이 좋다고 말하는 분들이 많습니다. 날씨가 좋지 않을 때는 실내 운동을 하는 경우가 많지만 날씨와 상관없이 야외에서 걷기 운동이나 등산을 하는 경우도 더러 있습니다.

다만 운동요법을 주의해야 하는 경우도 있습니다. 당뇨병성 만성 합병증이 있는 경우에는 담당 의사와 상의해 합병증 정도에 따라 운동량을 결정해야 합니다. 또한 운동의 지속 시간과 강도에 따라 저혈당에 주의해야 합니다. 운동 전 수분을 충분히 섭취하고 너무 더운 날은 운동을 피해야 합니다. 특히 발의 감각에 이상이 있는 경우 상처가 나지 않도록 주의해야 합니다. 혈압이 높거나 증식성 망막병증이 있는 경우에는 심한 근력운동이나 머리를 아래로 하는 운동은 피해야 합니다.

당뇨 환자들은 운동이 효과가 있다는 사실은 누구보다 잘 알고 있지만 꾸준히 실천하는 것이 가장 어렵다고 말합니다. 운동을 규칙적으로 하기 힘든 이유는 운동을 좋아하지 않거나 시간과 비용이 많이 들어서, 평일에 일을 마치고 운동을 하는 것이 너무 피곤해서, 가족의 생계를 위해 처리할 일이 많아서 등입니다. 그럼에도 자신에게 맞는 운동을 꾸준히 실천하기 위한 마음가짐이 무엇보다 중요하다고 강조합니다.

☐ 오전에 30분 오후에 40분, 매일 운동을 한다.

☐ 혈당을 조절해놓지 않은 채 잠을 자는 건 자살행위나 같다.

☐ 혈당이 높게 나올 때 40분 정도 운동을 하면 혈당 수치가 많이 내려간다.

☐ 사무실에서 한 시간 정도 제자리뛰기를 한다.

☐ 생활습관을 변화시키기 위해 차를 팔고 걷기 시작했다.

☐ 운동을 꾸준히 하는 것이 힘들지만 무너지지 말아야 한다.

☐ 운동과 식사요법으로 20년 동안 약 안 먹고 당뇨를 관리했다.

혈당 관리에는 운동이 큰 효과가 있어요

과일을 먹더라도 10~20분쯤 더 걸으면 혈당이 정상으로 돌아온다는 것을 체험했죠. 산행 중에 점심을 먹는데, 사람들이 가져온 음식을 이것저것 먹다 보면 조금 과식을 하게 되잖아요. 그런데 등산을 하기 전 아침에 잰 혈당 수치가 170이었는데 산에 올라가서 다시 재보니 100이더라고요. 대체로 산을 내려와서 혈당을 재면 별로 안 높게 나와요. 운동을 하면 그만큼 혈당이 떨어진다는 것을 직접 눈으로 확인한 셈이죠. 이렇게 운동의 효과를 알기 때문에 운동을 안 할 수가 없어요. 먹은 뒤에는 나가서 운동하는 게 자연스러운 거예요.

매일 오전 오후에
운동을 해요

아침식사 후에 운동을 하는데, 조금 많이 하는 날은 40~50분이고 평균 30분 정도 합니다. 아침에 혈당이 높다 싶으면 좀 더하죠. 혈당이 정상이면 아침 먹고 나서 스트레칭과 유산소 운동을 30분간 하면서 몸을 움직입니다. 그러면 몸이 아주 가벼워져요.

이제는 운동을 안 하면 몸이 말도 못하게 무겁고 힘들어요. 그래서 점심 먹고 가볍게 스트레칭한 다음 운동화 신고 500~600보 정도를 걷다가 평균 1,600~1,700보 정도 뜁니다. 총 2,200~2,500보 사이를 뛰고 나면 대략 30분가량 걸립니다. 그렇게 오전에 30분, 오후에 40분 동안 하는 운동이 전부입니다.

운동을 하지 않으면
혈당이 200이나 돼요

운동 갔다 와서 밥 먹고 텔레비전을 보다가 그대로 잠들어버릴 때가 있어요. 그럴 때 혈당을 재보면 200 이상까지 올라가는데, 여태까지 공들여 관리해온 보람이 없다는 생각이 들죠. 그러면 서둘러 밖에 나가 한 시간 반 정도 운동을 하고 와요. 그리고 다시 혈당을 재보면 105로 떨어져요. 그만큼 효과가 있기 때문에 운동하는 것을 좋아해요.

혈당 조절을 하지 않는 건
자살행위예요

많이 걸으면 혈당이 내려간다는 것은 직접 경험해보면 알아요. 내가 사는 아파트 옆에 450미터 트랙이 있는데, 대여섯 번 정도 왕복하면 얼마나 운동을 했는지 계산이 나오죠.

운동을 한 다음 날 아침 공복 혈당을 재면 100 전후로 정상이에요. 그런 식으로 아침, 점심, 저녁 각각 혈당을 검사해서 혈당 조절이 잘 되고 있는지 항상 확인합니다. 그렇지 않은 상태에서 잠을 자는 것은 자살행위나 마찬가지라고 생각해요.

운동하면
혈당이 내려가요

당뇨 캠프에 여러 번 참가한 덕에 당뇨 관리법은 아주 훤해요. 그래서 열심히 운동하고, 조금씩 덜 먹죠. 집에서 수시로 혈당을 재봐서 높으면 러닝머신이나 실내자전거를 타고 40분씩 운동을 해요. 그러면 혈당이 쭉 내려가거든요. 그런 식으로 계속 관리하니까 합병증이 없어요. 저혈당이 와서 몇 번 고생하긴 했지만.

처음에는 저혈당 증상인지도 몰랐는데 식은땀이 나면서 손발에 힘이 없고 쓰러질 것 같았죠. 혈당을 재보니까 60까지 내려갔더라고요. 그래서 당뇨 캠프에서 배운 대로 과일과 초콜릿을 먹고 조금 있으니까 정상이 되더군요.

지금도 매일 아침 한 시간씩 테니스를 해요. 저녁에는 러닝머신 아니면 실내자전거를 텔레비전 보면서 40분씩 타죠. 그렇게 관리하니까 아직은 괜찮아요.

봉사활동으로도 운동량이 충분해요

전에는 산에 다니거나 배드민턴을 한두 시간 치고는 했어요. 미국에 있을 때는 골프를 치면서 네 시간 정도 걷는 것으로 운동을 대신했죠.

요즘은 인근 경찰서의 아동안전지킴이 봉사활동을 하는데, 하루 네 시간씩 경찰관들과 같이 근무를 합니다. 하루 평균 1만 5,000보 정도 관할구역을 걸으면서 봉사활동을 하기 때문에 전에 하던 운동을 따로 하지 않아요. 걷는 것만으로도 운동량이 충분하거든요. 처음에는 몸이 무척 피곤했는데 이제는 안 하면 오히려 몸이 무거워요.

사무실에서 40분 이상 제자리뛰기를 해요

하루에 서너 번씩 운동을 합니다. 사무실 내근이 많기 때문에 운동을 하러 일부러 밖에 나가거나 근처 공원에 가서 운동을 하는 것이 좀 어려워요. 그러다 보니 실내에서 할 수 있는 운동은 어떤 게 있을까 궁리를 했죠. 처음에는 아령을 해봤는데, 좁은 공간에서 할 수 있는 운동 중에서는 제자리뛰기가 제일 좋더라고요.

당뇨 교육받으러 가서 칼로리 소모량을 확인해보니까 100칼로리를 소모하려면 6분간 제자리뛰기를 하면 되더군요. 처음에는 식후에 한 시간 반 정도 제자리뛰기를 했는데 요즘은 40분에서 한 시간 정도 합니다. 수영보다 운동량이 많고 좁은 공간에서 자유롭게 할 수 있다는 점이 좋은 것 같아요.

그동안 아무것도 모르고 운동을 했지만 이젠 이론적으로도 운동이 도움이 많이 된다는 걸 알게 됐죠. 아침을 제외하고 점심과 저녁 두 차례씩, 식후에 주위를 한 바퀴 돌고 난 다음 제자리뛰기를 꼭 40분 이상 합니다. 그냥 위아래로만 뛰면 재미가 없지만 일정한 모양을 생각하면서 동그라미나 세모, 네모를 따라 몇 차례 뛰다 보면 30분이 금방 지나가요.

▌일이 끝난 뒤 가게에서 집까지 걸어다녀요

병원에서 당뇨 교육을 받은 덕분에 운동의 중요성을 누구보다 잘 알고 있어요. 아침으로 1,500칼로리의 음식을 골고루 먹은 다음 수영을 하고 나서 가게에 나갑니다. 그리고 저녁에 일이 끝나면 동대문에 있는 가게에서 삼선교 집까지 걸어다녀요. 등산을 좋아하기 때문에 주말에는 항상 산에 가고요. 당뇨병 환자는 식사 조절과 운동을 게을리하면 안 되죠. 장마철이나 산에 못 가게 될 경우에는 수영을 하고, 비오는 날이면 우산을 쓰고서라도 공원을 산책하는 등 운동을 꼭 했어요.

운동을 하기 싫을 때는 자신과의 싸움이 필요한 것 같아요. 당뇨를 극복하기 위해서는 피나는 노력을 해야 하는데도 하기 싫을 때가 있잖아요. 그럴 때에도 '내가 이러면 안 되지.' 하고 이겨내야죠.

틈틈이 한 줄넘기 효과를 많이 봤어요

마치 운동 중독자처럼 아주 운동을 열심히 했어요. 퇴직한 지 13년 됐는데, 예전에는 사무실과 자동차 안에 줄넘기를 두고 시간 나는 대로 틈틈이 했죠. 덕분에 혈당 감소, 체중 감소 등 상당한 효과를 봤어요.

아침식사를 하고 30분에서 한 시간 정도 쉰 다음 등산을 합니다. 두 시간 정도 등산을 하고 내려와서는 점심 먹고 다시 한 시간쯤 평지를 걷죠. 저녁에도 원래 운동을 해야 되는데, 여러 가지 이유에다 인슐린 주사를 맞기 때문에 거의 못하고 있습니다.

차를 없애고 걷기 시작했어요

'대신 죽어줄 사람이 없으니 내가 살아야 한다. 어떻게 살아야 될까? 우선 당뇨 관리를 위해 생활습관을 고쳐야겠다.' 그렇게 다짐했습니다. 아침에 일어나는 시간을 5시로 정하고, 밥 먹는 시간을 아침은 7시 반, 점심은 12시, 저녁은 6시로 정했죠. 식사시간만큼은 아내와 함께 정확히 지킵니다. 그리고 골고루, 나한테 딱 맞게 먹습니다. 그런 지침이 당뇨 캠프에 가면 다 나와요. 전부 우리 생활을 참작해서 만들어진 거니까, 그 지침에 따라 생활습관을 바꿨어요.

그리고 학교에서 정년퇴임을 한 2년 뒤에 자동차를 팔아버렸습니다. 차가 있으면 당연히 타고 다니게 되잖아요. 안 되겠다 싶었죠. 부득이한 경우에만 차를 타고 어지간하면 걸었어요. 원주 시내까지 4~5킬로미터쯤 되는데, 볼일이 있을 때도 걸어갔다 걸어오곤 합니다. 걷기로 건강을 지키게 된 것, 당뇨를 관리하기 위해 차를 팔아버렸다는 것이 무엇보다 중요한 결심이었죠.

차가 있으면 주차하느라 신경 쓰고, 덜 걷고, 차량 유지비 걱정해야 하고……. 여러 가지가 걸리잖아요. 아예 자동차를 없애고 생활습관을 바꾸니까 좋더라고요. 당뇨 환자들은 그런 것까지 생각하는 게 좋지 않겠나 하는 생각을 해봅니다.

매일 한 시간가량 걸어요

운동은 한 시간 정도 합니다. 하루 평균 5~7킬로미터 정도 걷고 있어요. 둘레길을 걸으면 나무도 있고 운동하기도 좋아요. 열심히 관리해서 1년 만에 당뇨를 완치하는 게 목표예요.

동행이 있으면 한결 힘을 얻겠지만, 혼자 운동을 하니까 쉽지는 않죠. 매일 걷는 것도 쉽지 않고요. 겨울에는 실내에서 러닝머신으로 걷기 운동을 하고, 1주일에 한두 번 정도는 유산소 운동을 하러 밖으로 나갑니다. 주로 둘레길을 걷죠. 당뇨 환자들은 높은 산에 못 올라가게 하잖아요. 혹시 쓰러질 수도 있으니까요. 날씨가 추울 때는 이른 아침 대신 점심때로 시간을 바꿔서 하기도 해요.

등산을 자주 하고, 비가 올 때는 실내 운동을 해요

등산을 자주 합니다. 제주도에 가면 한라산 어리목에서 윗세오름까지를 두 시간 만에 왕복할 정도입니다. 그렇게 옷이 땀에 흠뻑 젖을 정도로 운동을 한 다음 혈당을 재면 110 미만으로 나와요.

　비가 많이 와서 산에 못 가면 실내자전거를 한 시간 정도 탑니다. 큰 도움은 안 될지 몰라도 아예 안 하는 것보다 낫겠죠? 비가 오는 날에는 공설운동장에 있는 무료 헬스장에 갑니다. 운동기구가 다 갖춰져 있고, 아침 5시부터 저녁 10시까지 개방이 되거든요. 아침 5시에 가서 한 시간 정도 운동하고, 밥 먹기 전에 혈당 검사를 합니다. 그런 다음 아침식사를 하고 출근합니다.

운동과 등산을 열심히 해요

당뇨에 걸리기 전에는 운동을 안 했어요. 그냥 앉아서 뭉개는 걸 좋아하거든요. 사실은 바둑, 고스톱 같은 잡기를 좋아해요. 원래 민화를 그렸어요. 지금은 미세한 선을 못 그려서 아예 안 그리지만, 예전에는 전시회를 할 정도였죠.

만약 내가 당뇨병에 걸리지 않았다면 다른 병에 걸리지 않았을까 생각해요. 운동은 전혀 안 하는데다 늘 과식을 했거든요. 어려서부터 식탐이 많았어요. 당뇨에 걸릴 정도였으니 얼마나 많이 먹었겠어요. 가끔 '당뇨에 걸렸으니 그나마 이렇게 등산이라도 다니지, 아마 그러지 않았으면 다른 병에 걸려서 벌써 죽었을지도 몰라.' 하는 생각을 할 때가 있어요.

부지런히 혈당 관리만 잘하면 크게 걱정하지 않아도 괜찮겠다 싶다가도 하필 당뇨병에 걸려서 불행하다는 생각이 문득 들 때도 있어요. 왜 당뇨에 걸려 이 고생을 하나 싶은 거죠.

비 오는 날, 우비를 입고 산행을 갈 때도 있어요. 그런데 추운 겨울에는 당뇨만 아니면 산이고 뭐고 꼼짝도 하기 싫은데 이게 무슨 짓인가 하는 생각이 들 때가 있어요. 그래도 한편으로는 좋게 받아들이려고 해요. 당뇨병에 걸린 걸 탓하는 대신 내 팔자인가 보다 생각하는 거죠.

하루 한 시간씩 운동을 하려고 노력하지만 어렵네요

운동은 걷기 위주로 하루 한 시간씩 꼭 하려고 노력을 많이 하는데, 손님이 많은 날은 시간이 없어서 못하게 되더라고요. 예전에는 자전거도 타고 그랬는데, 자전거를 잃어버린 뒤로는 한 시간씩 공원에서 걷기 운동만 해요. 한 시간에 스무 바퀴 정도 도는데, 가끔 한 시간 넘게 할 때도 있죠. 그런데도 운동량이 부족한 것 같아요. 적어도 하루에 두 시간은 해야 한다는데, 힘이 부치네요. 집에서 살림만 하면 그 정도 운동은 할 수 있을 텐데, 한 시간 걷는 것도 힘들더라고요. 그래서 1주일에 4~5일만 운동을 하고 있습니다. 등산이 좋다고들 하는데, 그럴 시간이 없네요.

운동은 꾸준히 하는 것이 중요해요

아무리 운동을 열심히 하겠다고 결심해도 솔직히 365일 매일 하는 건 어렵죠. 운동을 꾸준히 하다가도 '이렇게 고생해서 뭘 해.' 하는 생각이 들면서 하루 이틀 거르기 시작하면 1주일도 가고 10일도 가더라고요. 그러다가 깜짝 놀라서 '이러면 안 되지.' 하고 다시 마음을 다잡게 되죠.

결심이 변하지 않으려면 무엇보다 가족의 도움이 필요해요. 혹시라도 비가 오거나 흐린 날씨 탓을 하면서 운동을 귀찮아 할 때, 기운을 북돋워주는 게 꼭 필요하더라고요.

지금은 애들이 많이 컸지만 10여 년 전만 해도 어린 아이들이 "운동 잘하는 우리 아빠, 오늘은 왜 안 나가?" 하고 묻곤 했어요. 그 순간 뜨끔하면서 "왜 안 나가? 나가야지!" 하면서 나가는 경우가 많았죠. 그러니까 아무리 괴롭고 힘들더라도 스스로 정한 원칙 앞에서 무너지면 안 돼요. 한 번 무너지면 다시 시작하는 게 두 배 이상 힘들거든요.

그렇게 힘들다가도 '이래선 안 되지!' 하고 벌떡 일어나면 괜찮아져요. 처음 운동하러 갈 때는 귀찮고 피곤하고 마냥 싫죠. 미적미적 텔레비전을 보기 시작하면 못 일어나지만 툭툭 털고 일어나면 괜찮아요.

스스로 무너지지 않아야 하고, 무너진 뒤에 고치는 것보다 무너지지 않고 꾸준히 지속하는 것이 중요해요. 한번 결심이 어긋나서 시간이 흐르면 점점 힘들어져요. 만일 무너졌다면, 하루라도 빨리 복귀를 해야 그나마 쉬워요. 그게 철칙이에요.

20년 동안 약 없이 당뇨를 관리했어요

의사의 처방대로 따랐어요. 밥은 보리밥으로 조금만 먹고, 운동 열심히 한 다음 6개월 뒤에 오라고 해서 그대로 했죠. 그랬더니 이렇게 착실하게 의사의 처방을 따른 사람은 처음 봤대요. 체중은 6개월 동안 72킬로그램에서 10킬로그램 줄었고, 혈당도 많이 좋아졌죠. 그런 식으로 2년이 지나니까 체중이 52킬로그램이 되었어요. 완전 날씬해졌죠.

운동을 시작하면서 20년 동안 먹던 당뇨약을 끊었어요. 꾸준히 운동하고 식이요법을 하니까 약을 먹지 않고도 치료가 되더라고요. 사실은 치료라기보다는 조절을 한 거죠. 그래서 더 이상 당뇨는 걱정하지 않아요. 의지를 강하게 가지고 의사 선생님이 하라는 대로만 하면 틀림없이 낫는구나 그렇게 생각해요.

그리고 한 가지 운동만 하면 지루하니까 수영과 피겨스케이팅,
등산도 했어요. 식후에는 반드시 걷고. 그러니 체중이 빠질 수밖에
없죠. 덕분에 당뇨 때문에 심하게 아프거나 괴로웠던 적이 없어요.

'묻지 마' 운동 NO!

운동을 매우 좋아하는 사람이 있는 반면 운동을 아주 싫어하는 사람도 있습니다. 아무리 당뇨병 환자라 하더라도 운동을 싫어하는 사람에게 억지로 운동을 시키는 것은 쉽지 않습니다. 혹시 운동을 하더라도, 남들 볼 때만 하겠죠. 그래서 운동을 좋아하는 사람에게는 열심히 뛰거나 달리라고 권하지만, 운동을 썩 좋아하지 않는 사람에게는 가만히 있지 말고 가능하면 자꾸 움직이는 게 좋겠다는 식으로 이야기합니다. 영어로는 운동요법 대신 '모션요법'이라고 바꿔 부르죠. 어쨌든 가만히 있는 것보다 자꾸 움직이는 것이 훨씬 도움이 되니까요.

일반적으로 당뇨 환자는 누구나 운동을 해야 하는 것으로 알고 있지만 사실은 그렇지 않습니다. 예를 들어 혈당이 너무 높으면 운동을 권하지 않습니다. 학자에 따라서 그 기준이 250이 되기도 하고 300이 되기도 하지만, 일반적으로 250이 넘으면 과격한 운동을 하지 않도록 권합니다.

또 증식성 망막병증이나 당뇨병 발을 가진 경우, 고혈압이 조절이 안 되고 심장병이 있는 경우, 호흡기 질환이 있는 경우에는 매우 조심스럽게 운동을 해야 합니다.

당뇨 관리를 위한 첫걸음, 자가 혈당 검사

자가 혈당 검사란 각 개인이 혈당측정기를 이용해서 스스로 혈당을 측정하는 것을 말합니다.

매일 규칙적으로 수행하는 혈당 검사는 자신의 혈당치를 그 자리에서 확인함으로써 목표 혈당치를 유지하는 데 필요한 기본 정보와 관리 지침을 제공하고, 피해야 할 음식이나 줄여야 할 음식이 무엇인지를 알게 해줍니다. 또한 혈당치 분석을 통해 적절한 식사량과 식사 종류를 파악해 효과적인 식습관을 갖도록 하는 데 도움을 줍니다.

이처럼 자가 혈당 검사를 규칙적으로 꾸준히 실행하는 것이 바로 당뇨 관리를 위한 첫걸음입니다. 따라서 자신의 상황에 적합한 방식으로 자가 혈당 검사를 습관화하는 것이 중요합니다.

또한 자가 혈당 검사는 인슐린 주사나 약물의 용량을 조절하는 중요한 기본 정보이기도 합니다. 이와 더불어 당뇨 관리에 대한 경각심을 불러일으키는 데도 도움이 됩니다. 운동을 통해 혈당 수치를 낮추도록 하는 계기를 제공하기 때문입니다. 그리고 적절한 간식 섭취와 저혈당 및 고혈당 예방, 효과적인 응급조치 수행에도 도움을 줍니다.

□ 혈당 검사는 아침과 저녁에 양치질하듯 늘 한다.

□ 식사 두 시간 후에는 집에서든 사무실에서든 꼭 혈당 검사를 한다.

□ 10년 동안 꾸준히 매일 하루 세 번씩 측정한 내용을 노트에 기록해뒀다.

□ 저녁식사 후에 혈당 수치를 맞추지 않고는 그냥 잘 수가 없다.

□ 인슐린은 주사량이 중요하기 때문에 혈당 검사를 매일 세 번 이상 한다.

아침마다 혈당과 체중, 혈압 재는 일이 습관화됐어요

요새는 자가 혈당 검사기를 사가지고 하루에도 몇 번씩 체크를 합니다. 아침에 눈을 뜨자마자 침대 밑에 둔 체중계로 체중을 재고요. 일단 목표가 체중 감량이라서 먼저 체중을 재는 거죠. 그런 다음 혈당을 검사하고 혈압을 잽니다. 이렇게 하루를 시작하는 것이 습관이 됐어요.

친구를 만나서 술을 한잔한 날이면 벌써 몸에 변화가 와요. 그럴 때는 엊저녁 술자리에서 뭘 먹었는지 알아야 해요. 그래야 오늘은 가볍게 먹고 혈당이 떨어지도록 운동을 해야겠구나 하고 조절할 수 있거든요.

처음 당뇨병 진단을 받았을 때는 1개월에 한 번 병원에서만 혈당 검사를 했어요. 하지만 요즘은 하루에도 서너 번씩 스스로 체크를 합니다. 아침에 혈당을 재보고 괜찮으면 그날은 하루 종일 기분이 좋아요. 반면 아침에 혈당이 높으면 아침식사를 평소 양보다 덜 먹어요. 기분도 나쁘죠. 먹는 것도 신경 써야 되고.

혈당 검사는 매일 양치질하듯 해요

아침에 일어나면 먼저 물을 한 컵 마시고 혈당을 검사해요. 그런 다음 혈압을 잽니다. 그리고 저녁에 자기 전에 다시 한 번 측정을 하죠. 기억이 잘 나지는 않는데, 당화혈색소가 5.5퍼센트라고 해요. 정상인 당화혈색소가 5.7퍼센트 미만이라고 하니까 상당히 관리를 잘하고 있는 거죠. 아무튼 혈당을 잘 조절해야 당뇨로 인한 합병증을 예방할 수 있으니까 매일 양치질하듯 혈당 검사를 하고 있어요.

밥 먹고 두 시간 뒤에 혈당을 측정해요

혈당 측정기는 집에 갈 때는 차에 두고, 회사에 갈 때는 호주머니에 넣는 등 항상 몸에 지니고 다닙니다. 식전에, 그리고 밥 먹고 두 시간 뒤에 정확히 혈당을 측정합니다. 사무실 직원들 앞에서도 측정할 때가 있는데 창피하다는 생각은 없습니다.

10년 동안 매일 혈당 측정치를 기록했어요

요즘은 게을러져서 혈당 측정을 매일 안 하고 1개월에 몇 번 정도, 아침 식전과 식후 두 시간, 잠자기 전에 해요. 10년 동안 꾸준히 기록한 노트를 보면 매일 먹는 게 일정하고 증상도 거의 일정하게 나오더라고요. 처음 기록을 시작할 때는 하루에 세 번 정도 매일 측정했죠. 몇 년 동안 그렇게 하다가 차츰차츰 줄어서 지금은 1개월에 몇 번 정도만 합니다. 이를테면 외식을 한 날, 몸 상태가 좀 이상하거나 궁금할 때 측정을 합니다.

과식이나 기름진 음식을 먹고 난 뒤 혈당을 측정해요

평소보다 음식을 많이 먹었거나 고기로 회식을 했거나 기름진 음식을 먹었을 때는 혈당을 측정합니다. 매일은 아니지만 1주일에 서너 번은 재는 것 같아요. 그런 음식으로 혈당이 얼마나 올라갔는지 확인을 하는 거죠. 당뇨 환자들은 혈당치가 거의 300, 400까지 올라가던데, 뭘 어떻게 먹으면 그렇게 올라가나 싶더라고요. 그런데 한번은 고기를 많이 먹은 날 혈당 수치를 재보고 깜짝 놀랐어

요. 앞으로 고기는 정말 먹지 말아야겠다, 먹더라도 조금만 먹어야
겠다는 생각이 절로 들었죠. 그리고 기름진 음식은 두 개 먹을 거
하나만 먹어야겠다는 생각을 했어요. 생선회를 먹으면 혈당이 안
올라가는 줄 알았는데 생각보다 많이 올라가더라고요. 아무튼 혈
당을 측정하면서부터 음식을 적절하게 섭취하는 것이 얼마나 중
요한 일인지 깨달았죠.

혈당 수치를 낮추지 않고는
잘 수가 없어요

날씨가 춥거나 눈·비가 내리면 아무래도 운동하러 나가기 싫잖아
요. 그래서 그대로 누워있다가 혈당 수치를 보면 감겼던 눈이 번쩍
떠져요. 이대로 자면 안 된다, 내가 죽는 길이다 하는 생각이 드는
거죠. 당뇨 관리가 안 되면 합병증으로 여러 가지 몹쓸 게 와요. 그
대로 자면 밤새도록 자기 혈관을 설탕물에 절여놓고 자는 셈이잖
아요. 자기 무덤을 파는 거죠.

당뇨병 환자들은 다 알아요. 교육을 안 받아도 눈에 보이니까요.
그래서 저녁 먹고 혈당을 딱 맞춰준 다음 당뇨 주사를 놓습니다.

혈당 검사는
매일 세 번 이상 해요

의사 선생님한테 지금까지 당뇨 관리를 잘하고 있다는 말을 들었
어요. 매일 혈당을 재면서 어제와 비교하고, 거기에 맞춰 주사량을

조절하고 있습니다. 주사량 조절이 아주 중요하거든요. 검사를 매일 꼭 세 번 이상은 해야 돼요. 병원에서는 매일 아침 먹기 전과 후 두 시간, 점심 먹기 전과 후, 자기 전 등등 하루 네다섯 번 혈당 검사를 하라고 권합니다. 그렇게 할 때도 있지만 '오늘 아침 혈당이 이 정도니까 잘 관리하면 되겠다.' 싶어질 때는 안 하기도 해요.

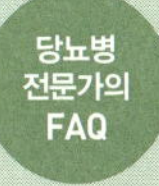

적극적 자기 관리가
당뇨병 예방과 치료의 지름길

당뇨병 환자에게 '스트레스를 줄여라.' '스트레스를 없애라.' 하는데, 그건 사실 불가능한 이야기입니다. 현대 사회를 살면서 스트레스를 안 받을 수는 없기 때문이죠. 당뇨병 역시 하루아침에 해결될 문제가 아니라 꾸준히 관리해야 하는 병입니다. 그렇다면 어떻게 하는 것이 스트레스를 해결하는 가장 좋은 방법일까요? 적극적으로 나서는 것입니다.

당뇨에 대해 올바른 지식을 배울 수 있는 기회가 있다면 적극적으로 배우고, 검사할 게 있으면 적극적으로 검사하세요. 식사면 식사, 운동이면 운동. 주어진 것을 최대한 적극적으로 하면 그 자체로 스트레스가 해소되고 당뇨 관리에도 이득이 될 것입니다.

일본 지하철에서는 '건강식단' 같은 작은 책자를 파는데, 당뇨병에 관한 내용을 그대로 옮겨놓은 겁니다. 그런데 그 책을 사보는 사람들은 대부분 당뇨 환자가 아니라 보통 사람들이거든요. 왜 그럴까요? 당뇨 환자를 위한 식사법이나 운동법, 일상생활이 사실은 모든 사람에게 건강을 가져다주는 해법이기 때문입니다.

운동요법이든 식이요법이든 자신이 당뇨병 환자이기 때문에 어쩔 수 없이 지켜야 한다고 생각한다면, 그것은 매우 좁은 시각입니다. 그보다는 오히려 적극적으로 지침을 따르는 것이 자신의

건강 자체에 도움이 되고, 스트레스 해소에도 가장 좋은 방법이
이라는 사실을 명심했으면 합니다.

아울러 스스로 열심히 해보겠다고 하는 의지나 생각 또는 뜻을
확고하게 세우는 것이 필요합니다. 의사를 포함한 여러 사람이
도와주고 있지만 무엇보다 중요한 것은 본인의 의지니까요.

당뇨의 합병증과
부작용을 말하다

01

저혈당 증상, 신속한 대처가 중요하다

대부분의 당뇨 환자는 저혈당 증상을 경험합니다. 저혈당이란 혈당이 너무 떨어져서 식은땀이 나고 기운이 빠지며 시야가 흐려지고 심장이 빨리 뛰는 등의 신체적인 증상을 말합니다. 저혈당 증상은 일단 나타나면 매우 빠르게 진행되기 때문에 신속하게 조치를 취해야 합니다. 수면 중에 저혈당 증상이 나타나면 악몽을 꾸는 경우도 있습니다. 대체로 병원에서 저혈당의 증상과 대처법에 대한 교육을 받고 적절히 대처하고 있습니다.

당뇨 환자의 저혈당 증상은 대부분 식사량과 시간을 조절하지 못했거나 운동량을 조절하지 못했을 때, 또는 인슐린 용량이 변경된 초기에 경험합니다.

식사와 관련한 저혈당 증상은 평상시와 다른 시간에 식사를 하거나 식사량이 적은 것이 주된 원인입니다. 그리고 평소보다 운동량이 많거나, 운동과 식사 조절이 함께 작용해서 저혈당 증상을 경험하기도 합니다. 때로는 일상생활의 활동량과 일하는 현장에서의 노동량이 원인이 되기도 합니다. 일부 환자는 인슐린 약을 변경하거나 용량을 늘린 초기에 일상의 생활 리듬과 조화가 이뤄지지 않아 일시적인 저혈당을 경험하기도 합니다.

저혈당 증상을 경험한 대부분의 환자는 저혈당이 나타날 때를 대비해서 바로 먹을 수 있는 사탕이나 초콜릿 등 당분이 있는 식품을 항상 갖고 다닙니다. 그러나 저혈당을 해결하기 위해 지나치게 많은 양의 당분을 섭취하거나 고열량 식품을 보충하면 고혈당이 나타날 수 있으므로 주의해야 합니다.

☐ 정신이 혼미해지고 기운이 빠진다.

☐ 다리에 힘이 확 풀리는 것 같고 메슥메슥한 느낌이 있다.

☐ 시야가 흐려지고 심장이 많이 뛰면서 등에서 땀이 나기도 한다.

☐ 미세한 진동이 오면서 손끝까지 맥이 풀어진다.

☐ 수면 중에 저혈당 증세가 오면 고통스럽고 이상한 꿈을 꾼다.

☐ 제시간에 식사를 못해 속이 비면 손이 떨리고 식은땀이 난다.

☐ 골프 중에 저혈당 증세가 나타나 초콜릿으로 회복했다.

☐ 인슐린 펌프를 사용하면서 저혈당이 나타났다.

☐ 경구 혈당강하제의 양을 늘렸을 때 저혈당이 왔다.

다리가 휘청거려
중심 잡기가 힘들어요

보통 아침을 9시에 먹고 점심은 2시에 먹는데, 친구들과 점심을 먹으러 가는 길에 다리가 휘청하는 저혈당 증상을 느꼈어요. 어떤 때는 이런 걸 약물의 부작용이라고 생각하죠. 마치 오랫동안 참았다가 담배를 한 모금 깊숙이 빨아들였을 때처럼 머리가 띵하면서 어지럽고 몸의 중심을 잡기가 힘들 때도 있어요.

정신이 혼미해지고
기운이 빠져요

저혈당 증상이 나타나면 정신이 혼미해지고 온몸의 기운이 서서히 빠지는 것 같아요. 손발이 떨리면서 혈당이 떨어졌다는 느낌이 오죠. 자칫하면 큰일이 날 수도 있으니까 혈당이 더 떨어지지 않도록 미리 조심하는 게 제일 좋습니다.

다리에 힘이 없어지고
메스꺼워요

다리에 힘이 없어지고 속이 메스꺼우며 누워있고 싶어요. 아직까지 어지러운 증상은 없었는데, 속이 약간 울렁거리는 느낌은 몇 번 있었어요.

시야가 흐려지고
가슴이 두근거리며 등에서 땀이 나요

저혈당이 오면 일단 시야가 조금 흐려지고 가슴이 두근거리면서 등에서 식은땀이 나요. 그럴 때 재보면 혈당이 낮아요. 요즘은 혈당 관리가 잘 되니까 그런 증상이 나타나지는 않지만, 보통 혈당치가 80이나 70으로 떨어지면 저혈당이라고 몹시 심각하게 생각하더군요. 나는 평소에 식후 160 미만이고 아침 공복에는 110 정도 나와요. 혈당 관리가 잘 될 때는 70인데도 저혈당 증세가 별로 안 옵니다.

그런데 저혈당 증세가 심한 사람들은 혈당 수치가 250까지 급격히 올랐다가 어떤 날은 100도 안 되게 떨어지면서 혈당이 오락가락하는 것 같아요. 내 경험으로는 이렇게 평소 관리가 안 되면 저혈당 증세가 심한 것 같아요.

미세한 떨림이 오면서
손끝까지 맥이 풀려요

혈당 조절이 잘 안 돼서 1년 전부터 약을 반 알씩 더 복용하고 있는데, 그때부터 저혈당 증세가 나타나는 것 같아요. 그 전에는 운동이 과하거나 식사시간을 놓쳤을 때 그랬죠. 사람에 따라 저혈당 증세가 나타날 수도 있고 그러지 않을 수도 있잖아요.

저혈당 증세가 나타나면 완전히 의욕을 상실해요. 먼저 신장 쪽에서 아주 미세한 떨림이 오죠. 그러면서 어깨부터 손끝까지 조금

씩 맥이 빠져요. 손발이 약간 떨리면 저혈당 증세라는 걸 금방 알
겠더라고요. 그때 얼른 혈당을 재보면 수치가 40, 50까지 떨어져
있어요. 그럴 때는 주스를 마시거나 주머니 속에 항상 넣고 다니는
사탕을 먹으면 괜찮아져요.

잠잘 때
악몽에 시달려요

잠을 자는 동안 악몽을 꿔요. 언니의 큰조카를 등에 업고 힘들게
산에 올라가거나 쫓기는 꿈을 꾸는데, 그러면 저혈당이 왔다는 것
을 알게 되죠. 자다가 깨서 시간을 보면 항상 새벽 3~4시예요. 그
때 혈당을 재보면 수치가 63이나 52까지 떨어질 때도 있어요. 잠
자기 전에 혈당이 좀 떨어졌다 싶을 때 우유를 한 컵 마시면 저혈
당 증상이 안 나타나는 것 같아요.

　당뇨는 완치될 수 있다는 책을 이것저것 사서 보니까 저혈당 증
세가 나타나면 그런 악몽을 꾼다고 돼 있더라고요. 이렇게 악몽을
꾸는 것 역시 저혈당 증상이라는 걸 다른 당뇨 환자한테도 말해줬
어요.

저혈당 증세가 오면
고통스럽고 이상한 꿈을 꿔요

잠자기 전에 혈당을 측정해서 수치가 너무 떨어져 있을 때 우유를
마시거나 음식을 조금 먹고 자면 아침까지 괜찮아요. 그런데 가끔

그게 맞지 않을 때가 있어요. 그럴 때는 잠을 자다가 고통을 느끼거나 이상한 꿈을 꾸는 등 몸에 이상이 나타나요.

예를 들어 잠들기 전 혈당이 180이었어요. 평소 150 정도니까 다른 날보다 조금 높은 셈이죠. 그러면 아침에 120이나 130쯤이겠다 생각하고 잠을 자요. 그러다 새벽 2시쯤 이상한 꿈을 꾸고 비몽사몽 일어났는데 기분이 이상해요. 그때 얼른 '이거 저혈당 증상이구나.' 하고 재보면 틀림없어요.

혈당이 떨어질 때는 그 속도가 굉장히 빠르기 때문에 신속하게 대처하지 않으면 아주 위험해요. 저혈당이 오래 지속되면 다음 날 생활하는 데도 상당히 영향을 주죠. 기분이 하루 종일 안 좋고, 한 번 오면 며칠 가더라고요.

점심때를 놓치면 몸이 떨려요

한두 번 저혈당을 겪었어요. 밭에서 일하다가 점심때를 놓쳤는데, 2~3시가 되니까 몸이 덜덜 떨리는 것 같더라고요. 점심을 안 먹어서 그렇구나 하고 생각했는데, 그게 바로 저혈당 증상이라고 옆에 있던 아주머니가 얘기해주시더라고요. 얼른 집에 가서 밥 먹고 쉬니까 괜찮아졌어요. 두 번쯤, 밭에서 파 심고 상추 뜯느라 식사 시간을 놓쳤더니 저혈당 증상이 왔어요. 그 다음부터는 그런 증상이 없어요.

저녁을 거른 다음 날 아침
핑 돌았어요

저혈당 증상이 심하지는 않았습니다. 그런데 친구를 만나 술을 한 잔한 다음 날 그런 게 나타나더라고요. 술을 마시면 안주를 많이 먹잖아요. 그래서 그날은 저녁식사를 안 했죠. 그런데 아침에 일어나니까 핑 돌더라고요. '왜 이렇게 어지럽지?' 하는데 손에 힘이 빠지면서 눈이 퀭해지더군요. 가만히 생각을 해보니까 그게 바로 저혈당 증상인 거예요. 그래서 얼른 주스를 한 잔 마시니까 괜찮아졌어요. 그 뒤로도 술 마신 다음 날 아침에 그런 증상을 두어 번 겪었죠.

적당량의 식사를 제시간에 하면 저혈당 증상이 없잖아요. 그래서 이제는 아침을 꼭 챙겨 먹으려고 합니다.

저녁 식사시간을 놓치니
손이 떨리고 식은땀이 났어요

아침, 저녁으로 인슐린을 맞는데 가끔 저녁을 못 먹을 때가 있어요. 그런데 속이 조금만 비면 손이 떨리고 식은땀이 나더라고요. 분명히 저혈당 증상인데, 혈당을 재면 120 아래로는 안 떨어져요. 원래 아침 공복에는 100 정도가 정상이라고 알고 있는데……

한번은 저혈당 증상이 심하게 나타난 적이 있어요. 다음 날 아침 병원을 가려고 저녁을 일찍 먹은 날이었죠. 아침에 일어났는데 갑자기 저혈당 증상이 나타난 거예요. 추운 겨울이었는데도 식은땀이 얼마나 나는지……. 게다가 기운이 없어서 욕실에서 방까지도 움직일 수가 없는 거예요. 간신히 기어서 자리에 돌아온 다음 누운 채로 한 시간 정도 설탕을 계속 먹었어요. 기운을 차리고 병원에 가서 혈당을 재보니 설탕을 먹어서인지 높게 나오더라고요. 그렇게 한두 시간 정도 지나니까 괜찮아졌어요.

운동이 과하면 저혈당 증상이 나타나요

약을 꼬박꼬박 먹는데도 운동이 좀 과하면 저혈당이 와요. 가끔 밥맛이 없을 때가 있잖아요. 그런 날 밥을 적게 먹고 운동을 지나치게 하면 저혈당 증세가 나타났는데, 처음에는 몰랐죠. 몸을 너무 많이 움직이니까 그런 것 같아요.

이마에서 식은땀이 뚝뚝 떨어지고 손발에 힘이 없어 그냥 쓰러질 것 같았어요. 서둘러 집에 와서 혈당을 재보니 60이더라고요. 만약 추운 겨울날 밖에서 쓰러지기라도 하면, 아무도 없을 때 혼자 쓰러지면 얼어 죽는 거죠. 그래서 저혈당이 무서운 거예요.

얼마 전에도 산에 가서 너무 많이 걸었더니 저혈당 증세가 나타났어요. 1개월에 한 번씩 40~50명의 등산모임 회원들이 같이 산에 다니는데, 저혈당 증세가 나타날 때 늘 가지고 다니는 초콜릿이랑 과자를 먹고 쉬니까 괜찮아지더라고요.

골프 치다가 저혈당 증상이 나타나
초콜릿으로 회복했어요

골프를 치다 보면 저혈당이라는 느낌이 딱 올 때가 있어요. 옛날 초등학교 다닐 때 조회 시간에 간혹 빈혈로 쓰러지는 학생이 있었잖아요. 그런 느낌이죠.

한여름 어느 골프장에서 갑자기 저혈당 증상이 나타나 혼난 적이 있어요. 엄청 더운 날이었죠. 7홀을 도는데 저혈당 증상이 나타나더라고요. 음료수나 간식을 파는 곳도 없었고요. 그래서 앞 팀까지 뛰어가서 모르는 사람한테 초콜릿을 얻어먹고 살았죠. 만약 초콜릿을 못 먹었으면 어떻게 됐을지 생각만 해도 아찔합니다. 119라도 불러야 될 상황이었거든요. 그때부터 운동을 하러 갈 때는 항상 초콜릿을 가지고 다닙니다.

기운이 빠지고 진땀이 나고
속이 울렁거려요

넓은 데서 하루 여덟 시간을 뛰어다니다시피 하며 일을 했어요. 12시쯤 되면 기운이 빠지고 진땀이 나면서 속이 울렁울렁했죠. 힘이 없으니까 털썩 땅바닥에 주저앉게 되더라고요. 그러다 콜라 한 잔에 햄버거 절반을 먹고 기운을 차려서 오후에 다시 일을 했죠. 그런 세월을 7~8년 보냈어요.

인슐린 펌프로 인한
저혈당을 음료수로 조절했어요

예전에는 저혈당 증세가 없었어요. 그런데 인슐린 펌프 치료를 받으면서부터 저혈당 증세가 가끔 느껴져요. 등골이 오싹하면서 식은땀이 약간 나는 식으로 나타나더라고요. 싸한 느낌이 오기 시작하다가 조금 지나면 땀이 나는 식이죠.

그럴 때는 제일 빨리 해결하는 게 사탕 같은 단것인데, 감귤주스 같은 음료수를 먹으면 액체라서 흡수가 빠르더라고요. 조금 있으면 괜찮아져요.

혈당이 떨어질 때
간식을 먹으니까 괜찮아졌어요

처음 당뇨를 관리할 때는 식사 후 서너 시간이 지나면 저혈당 증세가 나타나는 것을 몰랐어요. 그냥 배가 고픈 줄 알았죠. 식은땀이 나면서 기운이 쑥 빠져나가는 그런 느낌이었어요. 사람마다 나타나는 증세가 차이가 있다 그러더라고요. 나는 1~2분을 견디기가 힘들 만큼 마음이 조급해져요. 그런 상태로 집에 와서 밥을 달라고 하는데, 아내가 밥 차리는 시간도 못 참고 화가 나요. 일단 배가 고프니까 반찬이라도 먼저 꺼내서 먹죠.

그때는 저혈당 증세에 대해서 몰랐지만 이제는 어떻게 나타나고 어떤 위험이 있는지 알기 때문에 미리 준비를 합니다. 밥 먹고 두세 시간 뒤에 혈당이 어느 정도 떨어졌다 싶으면 간식을 먹는 거죠. 그러니까 저혈당이 나타날 수가 없어요. 아침에 눈 떠서 저녁에 자기 전까지 틈틈이 간식을 먹습니다. 하루 세끼 사이에 두 번 먹으니까, 거의 세 시간 간격으로 계속 먹는 거예요. 그러니까 오히려 먹는 즐거움이 느껴지더라고요. 물론 간식 종류에는 제한을 둬야겠죠?

가만히 앉아 쉬면서 초코우유를 마셨어요

일을 하다 보면 가끔 식사를 거를 때가 있죠. 그런데 당뇨는 식사를 거르면 안 되잖아요. 한 번은 식사시간을 놓쳐서 점심을 2시쯤 먹고 일을 보러 가는데, 갑자기 사우나에서 오래 있다 나와서 탈진을 한 것처럼 가만히 있는데도 온몸에서 땀이 주르륵 흐르더라고요. 가슴도 답답해지고……. 처음 당하는 증상이라 10분 정도 가만히 앉아 물을 마시면서 안정을 취했어요. 그러면서 '식사를 너무 늦게 해서 이런 증상이 나타나는구나.' 하고 생각했어요.

저혈당 증세에는 초콜릿이나 사탕을 먹으라고 하는데, 갖고 있는 것이 없었으니 할 수 없었죠. 몸이 후들거리고 기운이 빠진 채 식은땀을 흘리고 나서 초코우유를 마셨는데, 곧 회복되지는 않고 대략 40분에서 한 시간 정도 걸리더라고요.

고혈당보다 더 위험한 저혈당

저혈당은 말 그대로 혈당이 낮아지는 증상입니다.

일반적으로 공복 상태에서의 정상 혈당은 80에서 100 정도로 봅니다. 하지만 혈당 수치가 200, 300인 고혈당도 흔히 볼 수 있습니다. 어떤 분은 혈당이 700이 넘는데도 조기축구 선수로 뛰고 있습니다. 이처럼 고혈당은 아주 높이 올라갈 수도 있습니다. 하지만 밑으로 내려가는 저혈당은 정상치인 80보다 20이나 30 정도가 낮은 60이나 50만 돼도 정신이 흐려지고 온몸이 떨리면서 여러 가지 불안한 증상이 나타납니다. 즉 위로 올라가는 고혈당보다 밑으로 내려가는 저혈당이 더 많은 문제를 일으킬 수 있습니다.

저혈당은 식사를 하지 않고 약을 먹었거나 식사를 충분히 하지 않고 인슐린 주사를 맞은 경우, 즉 먹는 에너지와 그때 필요한 약물의 양에 문제가 생긴 경우에 나타날 수 있습니다. 또는 조금 먹고 너무 과하게 움직이는 등의 불균형 상태에 의해서도 나타날 수 있습니다.

담당 의사는 맨 처음 당뇨로 진단을 내릴 때부터 저혈당에 대해 충분히 설명을 합니다. 물론 약물을 먹지 않거나 인슐린 주사를 맞지 않는 경우에는 저혈당을 걱정할 필요가 전혀 없습니다. 단, 식사량과 운동량, 그리고 약물과의 균형을 잘 조절해야 합니다.

02

당뇨 합병증, 언제 어디서든 나타날 수 있다

당뇨병이 진행되면 여러 가지 합병증을 유발할 수 있지만, 인터뷰한 당뇨병 환자들이 경험한 가장 흔한 합병증은 눈에 나타나는 망막증과 백내장이었습니다. 이 때문에 시력이 떨어지거나 눈물이 많아지고 시야가 어두워지는 등의 증상이 나타납니다. 망막증은 레이저 치료를, 백내장은 수술로 치료한 경우가 많았습니다.

신경 쪽의 합병증으로는 손발 저림이나 통증 또는 따가움, 뜨거움 등 말초신경의 이상을 호소하곤 합니다. 이와 함께 자율신경의 장애로 설사와 변비 등 배변 습관의 변화를 경험하는 환자도 있습니다.

신장(콩팥) 합병증의 경우, 혈액을 투석받는 환자는 신장병이 나타날 때 몸이 붓고 심한 구토를 호소했습니다.

혈관 합병증으로 뇌경색을 진단받은 환자는 팔다리가 마비되고 시력을 상실했지만 한방 치료로 시력을 회복하기도 했습니다. 또 다른 환자는 당뇨 진단을 받은 후 약을 복용하지 않다가 뇌경색으로 쓰러져 우울증까지 겪었지만 어렵게 등산을 시작해 거의 회복 단계에 있습니다. 그런가 하면 혈관 장애의 한 증상으로 상처가 잘 낫지 않는 합병증을 경험하는 환자도 있습니다.

- ☐ 당뇨가 오고 2년 뒤에 유리체 출혈과 망막 파열로 수술을 했다.
- ☐ 시야가 까매져서 3개월 동안 레이저 수술을 받았다.
- ☐ 백내장으로 양쪽 눈을 수술했다.
- ☐ 손끝과 발끝이 짜릿하고 손목이 아파 주사를 맞았다.
- ☐ 당뇨 진단 이후 관리 소홀로 다리에 감각 장애가 왔다.
- ☐ 10년 동안 설사를 했고, 그 후 변비로 고생을 하고 있다.
- ☐ 몸이 붓고 토하는 등 신장에 이상이 있어 투석을 하고 있다.
- ☐ 뇌경색으로 왼쪽 팔다리 마비가 왔고, 그 후 왼쪽 눈이 안 보였다.

사물이 흔들려서 망막 레이저 치료를 받았어요

11년 전 어느 날 아침 일어나니까 눈이 이상하게 안 보이더라고요. 안과에 가서 안저 검사를 받아보니까 의사 선생님이 "혈당이 높네요. 조절하셔야겠어요." 하더라고요. 그 뒤로 계속 치료를 받고 있죠.

사물이 제대로 보이지 않고 흔들리면서 어지러웠어요. 혹시 텔레비전 건강 관련 프로그램에서 봤던 망막증인가 싶어서 검사를 해봤죠. 시력을 잃는 것이 아닌지 몹시 불안한 마음으로 물었더니 한참 후 시력을 잃지는 않겠다고 그러더라고요. 그때 망막 촬영한 것을 보여줬는데, 누렇고 지저분했어요.

레이저 치료를 하면 좋아지지만, 바로 할 수는 없다는 거예요. 혈당이 조절되는 걸 보고 대략 3개월 뒤에 해야 한다는 거죠. 어쨌든 병원에서 치료받고 1개월 만에 눈이 조금씩 보이니까 정말 좋았어요.

유리체 출혈과 망막 파열로 수술을 했어요

8년 전 당뇨가 오고, 2년 뒤에 흰자위 혈관이 터져서 유리체 출혈이 생겼습니다. 약물 치료를 하면 피가 자연스럽게 흡수되는 경우가 있다는데 저는 3개월 동안 치료를 받았는데도 흡수가 안 돼 수술을 받았어요. 게다가 유리체 출혈뿐 아니라 망막도 찢어져 있었는데 아무런 증상이 없어서 몰랐죠. 그래서 망막도 레이저 치료를 받았는데, 7년 정도 지났지만 아무런 문제가 없다네요. 정기적으로 1년에 한 번씩 안과병원에 가서 검사를 하고 있어요.

시야가 까매져서
레이저 수술을 받았어요

나이가 들어서 그런지 눈에 뭔가 떠다니는 것 같고 시야가 까매져서 병원을 찾아 진찰을 받았습니다. 그러다 눈이 괜찮아져서 진료를 받지 않았는데, 어느 날 술을 마시고 아침에 일어나니까 다시 한쪽 시야가 까매지더라고요. 그래서 두어 군데 안과에 가서 진료를 받았죠. 이상이 없다고 했지만 뭔가 자꾸 불안하더라고요. 그래서 다른 병원을 찾아가 망막 전문 의사에게 레이저 수술을 받았어요. 3개월 동안 한쪽 눈마다 네 번씩, 총 여덟 번 수술을 받았는데, 지금은 괜찮습니다.

두 차례
백내장 수술을 받았어요

당뇨망막증이 있다는 이야기를 2003년에 들었던 것 같아요. 한쪽 눈에 백내장 수술을 한 지는 꽤 오래되었습니다. 1980년대 후반쯤인 것 같은데, 백내장인 줄을 전혀 모르고 있었죠. 겨울에 길을 가는데 앞이 안 보일 정도로 눈물이 나오는 거예요. 마침 안과가 있어서 진료를 받아보니까 "백내장이네요." 그러더라고요.

　그러다 세월이 지나서 나머지 눈도 백내장이라는 것을 알게 되었어요. 내가 항상 자동차 한쪽 깜빡이만 깨먹곤 하는데, 양쪽 눈의 시각이 안 맞으면 좁은 길을 지나갈 때 많이 부딪히게 되거든요. 그래서 진료를 받아보니까 "이쪽도 백내장이 왔네요." 하더라고요. 나머지 눈도 수술을 했죠. 이제 좁은 길은 아예 안 가요. 갈 필요가 없잖아요?

두 번째 백내장 수술은 만족스럽지가 않아요

지금까지 별다른 합병증이 없었는데, 최근 백내장에 걸렸어요. 나이가 든 탓도 있고 당뇨병 탓도 있겠죠. 백내장 수술은 양쪽 다 했어요. 오른쪽은 수술이 잘 돼서 시력도 좋고 다 좋은데, 왼쪽 은 1개월이 넘었는데도 시력이 회복되지 않네요. 시력이 0.4에서 0.5, 0.6 정도니까 답답해요. 병원에서는 조금 더 기다려보자고 하는데, 백내장도 합병증이라고 보면 합병증이지만 가능하면 수 술은 안 해야 되겠더라고요.

눈 안의 수정체를 제거하고 인공수정체를 넣는 수술이기 때문에 그 과정이나 수술 후에 여러 가지 문제가 있는 것 같아요. 내 경우 에는 두 번째 수술을 하다가 피가 난 것 같아요. 다음 날 안대를 떼 고 보는데 앞이 캄캄했죠. 그 뒤로 차츰 좋아지다가 각막하 출혈이 또 생겨서 며칠 동안 고생을 했어요. 그렇게 2~3주 지난 뒤에는 안압이 갑자기 올랐어요. 아주 좋지 않은 증상이죠. 안약을 넣고 안압은 떨어졌지만 이런 여러 가지 상황을 보면 수술하고 좋은 점 은 하나도 없고 나쁜 점만 많은 것 같아요. 백내장 수술은 막다른 골목에 다다른 경우가 아니라면 하지 않는 것이 좋을 것 같네요.

손발 끝이 짜릿하고
손목이 아파 주사를 맞았습니다

손목이 너무 아파서, 견딜 수가 없을 정도로 아파서 붕대를 감고
견디곤 했죠. 나중에 알아보니 수술을 해야 된다 그러더라고요.
가는 신경이 닳아서 수술을 해야 한다고. 그런데 나를 봐주는 정
형외과 선생님이 주사 한 대만 맞아 보자고 그러더군요. 희한하게
도 주사를 맞고 나니까 아픈 게 싹 가라앉았어요. 그렇게 주사를
맞고 4개월이 넘으니까 당뇨 때문인지 손끝이 이상하게 짜릿짜릿
해요. 바늘로 찌르는 것처럼. 신경 검사를 했더니 당뇨 합병증 같
대요. 말초신경인가 뭐 그런 증상 같다고. 하여튼 발끝하고 손끝
하고 왼쪽만 그래요. 오른쪽은 괜찮고요.

당뇨 판정 후 관리 소홀로
다리에 감각장애가 왔어요

인슐린 주사를 맞은 지 3개월쯤 지나고 나서 담당 의사 선생님이
"이 정도면 괜찮습니다." 그러시더군요. 그런데 그 이후에 생활 관
리를 제대로 못했죠. 객지 생활이라 불규칙한데다, 젊은 시절이라
친구들하고도 자주 어울렸어요. 만나면 술 마시고, 담배도 피우니
몸이 힘들 수밖에요. 그동안 몸 상태에 따라 주사를 더 맞거나 덜
맞거나 했죠.

당뇨 초기부터 주사를 맞기 시작했기 때문에 담당 의사 선생님
도 관심을 갖고 계속 확인하면서 "잘하고 있다."라고 했는데, 4년

쯤 전부터 한쪽 발이 저리는 증상이 나타났어요. 아스팔트 위를 걸어가면 발가락부터 열기가 느껴지면서 후끈거려요. 겨울에는 차고 시려서 못 걸을 정도죠. 나중에 알고 보니 혈액순환이 안 됐던 거예요. 그래서 날씨가 추울 때는 발이 더 시리고, 더울 땐 후끈거렸던 거죠. 1985년 5월에 그렇게 진단을 받았습니다.

10년 동안 설사를 하다가 이제는 변비로 고생하고 있어요

근 10년 동안 지속적으로 설사를 반복했어요. 배가 심하게 아픈 건 아닌데, 싸르르 하다가 화장실 갈 사이도 없이 좍좍 쏟아지는 식이었어요. 그때 왜 병원에 갈 생각을 안 했는지 모르겠어요. 배가 많이 안 아프고 크게 불편함이 없으니까 그랬겠죠. 약국에서 설사약 한두 알 사다 먹으면 며칠은 괜찮고, 또 배가 아프면 설사하고……. 그렇게 세월을 보낸 거죠.

그런데 지금은 거꾸로 변비로 고생해요. 병원에서 처방해준 변비약을 한 알씩 먹어도 좋아지지가 않으니까 나중에는 두 알, 네 알씩 먹었는데, 이제는 안 되겠다 싶어요. 습관화가 되니까 변도 제대로 못 보면서 약은 약대로 늘더라고요. 그래서 병원 약을 딱 끊고 시판하는 유명 변비약을 아침저녁으로 한 알씩 먹고 있는데, 좋아진 것 같아요. 하지만 여전히 좀 힘든 일을 했다 하면 갑자기 변비에 걸려 응급실로 가야 할 만큼 힘이 들어요.

몸이 붓고 토하면서
신장 투석을 하고 있어요

8년 전, 당뇨 합병증으로 신장이 나빠졌어요. 처음에는 신장이 나빠지는 것도 모르고 당뇨만 생각했죠. 근데 갑자기 몸이 붓기 시작하더니 음식을 먹기만 하면 토하고 받질 않아요. 서울에 있는 큰병원에서 진찰을 받은 결과 신장이 나빠져서 수술을 해야 한다더군요. 투석도 준비를 해야 된다는 거예요.

당뇨병에는 보리밥이나 현미밥을 먹으라고 했는데 투석을 하면 그런 걸 먹으면 안 된다고 하네요. 채소도 포타시움(칼륨)이 많기 때문에 데쳐서 먹어야 된다고 하고. 그래서 이제는 스스로 알아서 음식물을 조금씩 먹고 있어요. 예전에는 돼지고기 비계도 먹고 이랬는데 이제는 그런 게 잘 먹히지가 않아서 살코기만 조금씩 먹고 있어요. 소고기는 아예 먹고 싶지도 않고.

뇌경색으로 왼쪽 팔다리가 마비되고
왼쪽 눈이 안 보였어요

지난해 5월 왼쪽 팔다리에 마비가 왔어요. 119 구급차를 타고 큰병원에 실려가서 10일 정도 입원했다가 다리 재활 치료받고 퇴원했어요. 한 번 뇌경색이 오면 또 온다고 하는데, 약은 계속 먹고 있지만 달리 예방할 수 있는 방법이 없네요.

올 추석에는 마비가 눈으로 왔어요. 처음에는 당뇨로 인한 망막증인 줄 알고 안과를 갔는데, 오른쪽에 뇌경색이 왔으니까 MRI를 찍어보라고 하더라고요. MRI를 찍어보니까 오른쪽에 뇌경색이 와서 왼쪽 눈이 안 보인다는 거예요. 병원에서 처방해준 약을 먹으면서 한방에 가서 침도 맞고 있어요. 시력은 조금 나아졌고, 치료를 계속하고 있죠.

뇌경색을 등산으로 극복해 지금은 아주 좋아졌어요

주변 사람들이 당뇨약은 한 번 먹으면 계속 먹어야 되니까 아예 처음부터 먹지 말라고 하더라고요. 당뇨에 대해서 조금이라도 상식이 있었다면 바로 병원에 가고, 운동도 하고 그랬을 텐데 바보처럼 혈당 수치 230을 대수롭지 않게 여기고 그냥 지냈어요. 생활하는 데는 크게 지장이 없으니까 운동도 안 하고 바둑에 미쳤던 거죠. 그때 바둑을 배우느라 밤을 새고 그랬더니 합병증이 딱 온 거예요. 뇌경색으로 쓰러졌죠. 그때는 50대 초반이었으니까 지금에 비하면 젊은 나이잖아요. 며느리가 똥오줌 받아내고 밥도 떠 넣어주니까 살기가 싫더라고요.

그러다 큰 한방전문병원으로 옮겼어요. 거기서 침도 맞고 쑥뜸도 뜨고 여러 종류의 약을 먹었죠. 손가락, 발가락에다 침 맞고 뜸을 뜨니까 못 견디겠더라고요. 그래도 한 2개월가량 있었더니 그나마 절룩거리면서 걷게 되었어요.

안 되겠다 싶어서 북한산 독바위를 찾아갔어요. 뇌수술한 이웃 동생과 둘이서 전철을 타고 갔는데, 처음에는 입구에서 네 발로 기

다시피 몇 계단을 간신히 올라가 앉아 쉬면서 "오늘은 여기까지만 하자." 그러고 다시 내려왔어요. 다음에는 우리가 걱정됐는지 친구 동생이 따라와서 셋이서 갔죠. 동생은 가끔 일을 나가니까 처음처럼 둘이서 가기도 했고요. 북한산 계단에서 몇 계단, 그런 식으로 기어서 올라갔죠. 그렇게 올라가서 좀 앉았다 왔는데, 차츰차츰 늘더라고요. 그러다 나중에는 서서 올라갔어요. 절룩절룩 힘은 없지만, 그래도 올라갔어요. 그렇게 6개월쯤 하고 나서는 주변의 도움을 받으면서 등산을 시작했어요. 그때 알았죠. '등산이 이렇게 좋은 거구나.'

담당 의사는 너무 무리하면 안 된다고 했지만 무엇보다 '많이 걸어야 되겠다. 그래야 당도 떨어지고 내가 살 것 같다.' 하는 마음이 들어서 열심히 다녔어요. 요새는 한 네 시간 정도는 거뜬하게 올라요. 등산보다는 수영이 좋은 것 같기는 하지만, 소식하면서 오래 걷는 게 최고인 것 같아요.

상처가 잘 낫지 않고 피부가 거뭇해져요

내 경우에는 합병증이 피부에 나타나더라고요. 조금만 부딪혀도 상처가 생기고, 살짝 부딪히기만 해도 피부가 벗겨졌죠. 한 번 생긴 상처는 잘 낫지 않고 오래가고요. 시중에서 파는 새 살 나는 연고 같은 걸 바르면 상처 부위가 검어지더라고요. 그래서 다리 같은 데는 거뭇거뭇한 흉터가 엄청 많아요. 지저분하게.

'머리끝에서 발끝까지' 나타나는 당뇨 합병증

당뇨 합병증은 원인도 여러 가지지만 증상 또한 다양해서 '머리끝에서부터 발끝까지 온다.'라고 얘기합니다. 그러나 크게 보면 큰 혈관 즉 대혈관에 오는 합병증과 그보다 작은 혈관에 오는 합병증의 두 가지로 나뉩니다.

우선 큰 혈관에 오는 합병증은 뇌혈관의 문제부터 생각해볼 수 있습니다.

당뇨병 환자는 피 속에 당분이 많으니까 피가 끈끈합니다. 따라서 흘러가는 속도가 느리고, 꼬불꼬불한 뇌혈관을 지나가기가 어렵습니다. 그러다 혈관이 막히는 경우가 있는데, 이것을 뇌경색이라고 합니다. 이 외에도 큰 혈관에서는 뇌졸중이 생길 수 있고, 심장 쪽에서는 심장혈관이 막히는 등의 아주 안 좋은 상황이 벌어질 수도 있습니다. 또한 팔다리에 있는 혈관의 피 흐름이 좋지 않아 발끝이 저리는 등의 여러 가지 문제가 발생할 수 있습니다.

작은 혈관에 나타나는 합병증으로는 눈의 망막 혈관에 문제가 생기는 망막병증이 가장 널리 알려져 있습니다. 망막병증이 심할 경우 실명을 할 수도 있습니다. 콩팥 합병증도 문제입니다. 혈관 덩어리라고 할 수 있는 콩팥의 혈관에 문제가 생기면 신장 기능이 나빠지면서 인공투석까지 해야 하는 상황이 될 수도 있습니다.

그 다음으로 몸속에 있는 여러 군데의 신경에 산소와 영양분을 공급하는 아주 가는 혈관에 문제가 생기면 당뇨병성 신경병증이 나타날 수 있습니다.

흔히 당뇨 합병증이라고 하면 소혈관, 미세혈관 합병증을 일컫는 경우가 많습니다. 앞서 언급한 눈의 망막병증, 콩팥 혈관의 당뇨병성 신증, 그리고 당뇨병성 신경병증 등 세 가지를 당뇨병의 '3대 미세혈관 합병증' 또는 '3대 당뇨병 합병증'이라고 말하는 사람도 있습니다. 그래서 병원에 가면 어떤 경우든 망막과 콩팥, 신경 검사를 합니다.

망막은 카메라에 비교하면 필름에 해당되는 부위입니다. 필름에 문제가 생기면 사진을 찍을 수가 없는 것처럼 망막 혈관에 문제가 생기면 물체를 볼 수 없는 상태가 발생할 수 있습니다.

신장은 본래 소변을 통해 몸에 안 좋은 것을 내보내고 필요한 것은 다시 몸으로 들여오는 기능을 하는 곳인데 이것이 거꾸로 되면 쓸데없는 것이 남고 필요한 것이 밖으로 빠지는 신부전증이 생겨 여러 가지 문제를 일으킬 수가 있습니다.

신경병증은 발끝이 몹시 아프거나 신경통이 오거나 신경 쪽에 문제가 생겨서 팔다리의 기능이 나빠지고 위의 기능이나 성기능, 방광의 기능이 약해지는 등의 문제가 발생할 수 있습니다.

세 가지 합병증을 포함한 모든 당뇨 합병증은 당뇨병만 잘 조절하면 사전에 예방을 할 수 있을 뿐만 아니라 합병증이 발생했다

하더라도 더 진행이 되지 않도록 할 수 있으니 안심을 해도 좋
습니다.

03

당뇨로 인한 우울증과 불안, 이렇게 이겨낸다

많은 당뇨 환자가 당뇨병으로 인한 우울증에 시달립니다. 어떤 당뇨 환자는 당뇨를 앓고 난 이후 가족이나 주위 사람들에게 벌컥 화를 내는 경우가 더 심해졌다고 말합니다. 하지만 친한 사람들과 같이 어울리거나 환자 스스로의 끊임없는 노력으로 우울증과 무기력감을 극복하기도 합니다.

일부 당뇨 환자는 당뇨가 만성질환이고 치료가 어렵다는 점 때문에 불안해하거나 일상생활에 불편을 겪습니다. 젊은 나이에 당뇨병을 진단받은 한 여성 환자는 성적으로 장애를 갖게 되는 것은 아닐까, 또는 여성으로서의 매력을 상실하지나 않을까 하는 불안감을 경험하기도 했습니다. 또 어떤 환자는 신체에 나타나는 모든 증상이 당뇨병과 관련이 있을 것이라고 의심하며 불안해했습니다.

☐ 1개월에 한 번씩 3~4일 정도 주기적으로 우울증이 오는 것 같다.

☐ 나도 모르게 소리를 빽 지르면서 화를 잘 낸다.

☐ 마음과 몸이 급해진다. 불안하고 초조하면 자꾸 소변을 보러 가게 된다.

☐ 젊은 나이에 당뇨에 걸려 남편에게도 감추고 싶을 만큼 자존심이 상했다.

☐ 남편이 나를 찾지 않을까 봐 전전긍긍한 적이 있다.

☐ 멀쩡했던 곳이 아프면 당뇨 때문이 아닌가라는 의심을 하게 된다.

당뇨로
우울증에 걸렸어요

직장에서 스트레스를 받거나 무슨 안 좋은 일이 생기면, 별다른 문제가 아닌데도 그동안 대수롭지 않게 여겼던 다른 일들까지 모두 힘들게 느껴지는 거예요. 그러면 며칠씩 기분이 가라앉으면서 밖에 나가는 것도 싫고, 혼자 있고 싶어질 때가 많아지죠. 그렇게 며칠 지나고 나면 스스로 털고 일어나요. 그게 내 성격인가 봐요.

이런 것도 당뇨로 인한 우울증 증상이 아닐까 싶을 때가 있어요. 모든 게 마음먹기에 달렸다는데, 약에 지나치게 의존하게 되면 벗어나기 힘들 것 같아요. 그럴 때는 며칠 동안 혼자 지내요. 가끔은 친구들 만나 수다 떨고 영화를 보러 가기도 하고요. 하지만 주변 친구들이 다 결혼을 했기 때문에 아무 때나 만나 놀기가 어려워서 기분이 안 좋을 때는 어떻게든 혼자 해결합니다. 등산도 갔다 오고……. 혼자라도 뭐든 하려고 하죠. 다른 사람들처럼 죽고 싶다는 생각까지는 안 들어요. 다만 누가 만나자 그래도 귀찮고, 그냥 혼자 있고 싶다 정도예요.

1개월에 3~4일 정도 주기적으로 우울증이 찾아와요

당뇨와 관련이 있는지는 모르겠지만, 우울증이 오는 것 같아요. 약물 치료까지 할 정도로 심하지는 않지만 주기적으로 우울 증세가 나타나거든요. 1개월에 한 번씩, 3~4일은 가는 것 같아요. 그렇다고 아예 한 마디도 하지 않거나 마음의 문을 닫는 정도는 아니에요. 괜히 회사 다니기도 싫고, 생각이 많아지면서 우울한 마음이 드는 거죠.

언젠가 한 번 마음이 너무 힘들어서 아내한테 '아! 사는 게 힘들다.' 하고 문자를 보냈더니, 다른 여자한테 보낼 문자를 잘못 보냈다고 생각하더라고요. 생전 그런 대화를 나눈 적이 없는데 갑자기 살기 힘드네 어쩌네 하는 문자를 받으니까 다른 여자한테 신세 한탄이라도 하는 줄 알았던 거죠. "힘들어서 한번 장난삼아 보내봤어." 대충 이렇게 둘러대고 말았어요. 그 뒤로는 아예 우울증에 대해서는 아내한테 얘기를 안 해요. 별 도움이 안 되더라고요. 도움될 만한 얘기도 안 나오고. 물론 예전에는 아내하고 자주 대화를했죠.

벌컥 화를
내는 경우가 많아졌어요

화를 많이 내요. 화를 안 내려고 하지만 애들한테 욕도 하고, 참을성이 없어졌어요. 당뇨 걸리기 전에도 성깔이 있어서 같이 일하는 사람들한테 잔소리도 하고 욕도 하고 그랬지만 어느 정도 나이를 먹었으니 참아야 하잖아요. 그걸 아는데도 참는 데까지 참다가 한 번씩 욱하는 거죠. 지나고 나면 별일도 아닌데 하는 생각이 들어요.

나도 모르게
소리를 빽 지르고 화를 잘 내요

당뇨는 속에서 열이 많이 나요. 그러니까 한마디로 불덩어리를 가슴속에 안고 사는 것 같아요. 남편이 하는 말이나 행동을 그냥 지나치지 못하고 나도 모르게 소리를 빽 지르고 화를 내곤 해요. 별일도 아닌데……. 원래 당뇨에 걸리면 기분의 변화가 심해서 화도 많이 내고 짜증을 많이 부린다고 하더군요.

안절부절못하면서
평소보다 소변을 자주 봐요

우울한 기분이나 초조하고 불안한 마음만이라도 없어졌으면 좋겠어요. 기운이 없는 것은 그런 대로 참고 일을 할 수 있지만 마음이 안정이 되지 않으니까 살살 다뤄야 하는 물건도 막 깨뜨리고 그래요. 젊었을 때도 쌀바가지 같은 걸 천천히 놓지 못하고 확 던져버리는 식으로 마음도 몸도 급했어요. 지금은 늘 불안하고 초조하죠. 앞으로 더 심해지면 정신과 상담을 받아봐야겠어요.

남편이 나를 찾지 않을까 봐 전전긍긍했어요

너무 젊은 나이에 당뇨가 왔어요. 책을 읽어보니까 부부관계도 힘들어진다고 하더라고요. 그래서 남편한테 혈당 수치가 300까지 올라갔다는 말을 꺼내기가 어려웠어요. 여자로서 미묘한 감정이 생기면서 남편한테는 얘기하지 말아야겠다고 생각한 거죠. 그런데다 아무리 남편이 나한테 잘해줘도 제시간에 맞춰 약 먹고 어쩌고 잔소리하는 게 싫었어요.

내가 환자냐며 짜증을 부린 적도 있고……. "당신 요즘 되게 예민한 거 알아?" 하고 지적을 받았을 정도니까 좋은 관계를 유지하기는 힘들 수도 있겠다고 생각했어요. 자존심도 상하고. 한편으로는 남편에게 당뇨를 감추고 정상이라는 걸 좀 내세우고 싶기도 했죠.

처음에는 남편의 태도가 싹 달라지고 나를 무시하면 어쩌나 하고 전전긍긍했어요. 사실은 전혀 걱정할 일이 아니었죠. 남편이 이북 출신이라 아이들하고 나밖에 모를 정도로 매우 가정적인 사람이거든요.

아프면 합병증이
생기는 것 같아 걱정이에요

평소에는 괜찮았던 곳이 아프면 합병증이 생기려나 하는 걱정이 많이 들어요. 당뇨는 합병증이 더 위험하다잖아요. 뼈가 갑자기 아프다든지, 눈이 잘 안 보인다든지, 손발이 저리면 합병증 때문인가 싶어서 불안하죠. 약으로 조절하면 좋아지기는 하지만……. 알고 보니까 눈이 잘 안 보이는 건 나이 탓이고, 관절이 안 좋은 건 운동량이 부족해서 그렇다네요. 그래서 운동을 열심히 하고 있어요.

몸에 이상이 느껴지면
무조건 당뇨 때문인가 하고 의심을 해요

몸에 이상이 생기면 뭐든지 당뇨 때문이 아닐까 하고 의심을 하게 돼요. 그러고는 인터넷에서 비슷한 사례가 있나 뒤져보죠. 상처가 생기면 빨리 안 낫는다든지, 좀 우습긴 하지만 성욕이 예전보다 떨어진다든지 하는 것도 당뇨병과 관련이 있는지 찾아봅니다. 또 주먹이 예전보다 잘 쥐어지지 않고 뻑뻑한 것도 당뇨와 관련이 있는지 등등 아주 사소한 몸의 이상까지 곧바로 확인해보는 습관이 생겼어요.

04

약물 치료 부작용,
이런 것도 있어요

어떤 환자는 혈당강하제를 복용한 뒤 몸이 붓고, 인슐린 치료를 시작한 뒤 몸무게가 증가하고 두드러기가 나며 가려운 증상을 경험했다고 합니다. 하지만 인슐린 치료를 멈추고 먹는 당뇨약으로 바꾼 뒤 그런 부작용은 더 이상 나타나지 않았습니다.

☐ 경구용 혈당강하제를 먹고 나서 해산할 때처럼 몸이 부었다.

☐ 지방간 콜레스테롤을 낮추는 약을 먹고부터 매일 퉁퉁 부었다.

☐ 인슐린 치료를 시작하면서 몸무게가 많이 늘었다.

☐ 인슐린 부작용으로 온몸이 두드러기가 돋는 것처럼 간지러웠다.

경구용 혈당강하제를 먹었더니
얼굴이 부었어요

병원에서 처방해준 약을 먹었더니 얼굴이 붓기 시작하는 거예요. 자고 일어나면 얼굴이 퉁퉁 부어서 눈도 잘 뜰 수 없고 실눈처럼 돼요. 동네 사람들까지 얼굴이 왜 이렇게 부었냐고 물어볼 정도였죠. 얼굴만 붓는 게 아니라 다리도 눌러보면 쑥 들어가고 그래서 이상하다는 생각이 들었어요. 의사 선생님에게 물어보니까 아반다메트(Avandamet)라는 약 때문이라고 하네요. 그래서 지금은 그 약을 당뇨 환자들한테 못 주게 한다고. 그때부터 그 약을 안 먹었죠.

혈당강하제와 콜레스테롤 낮추는
약을 먹고 퉁퉁 부었어요

혈당강하제와 지방간·콜레스테롤을 낮추는 약을 복용하는데, 매일 아침 퉁퉁 부었죠. 의사 선생님이 "약 때문에 그럴 수 있으니 약의 양을 절반으로 줄이고 주사를 한번 맞아보자."라고 하시더군요. 처음에는 조금 나아진 듯했는데, 그 대신 약간의 저혈당 느낌이 오는 거예요. 그래서 다시 깊은 잠을 자지 못하고 기운이 빠져서 식은땀이 날 때도 있다고 했더니 약을 끊고 주사만 맞자고 하시더군요.

인슐린을 복용하면서
몸무게가 늘었어요.

당뇨 걸리고 나서 체중이 거의 30킬로그램 이상 늘었어요. 20대 때까지만 해도 45~50킬로그램이었죠. 결혼할 무렵 웨딩드레스 가봉하러 가니까 살찐 사람은 나밖에 없다고 그러더군요. 마음이 편해서였겠죠? 처음 당뇨에 걸렸을 때는 살이 빠지다가 인슐린 약을 먹으면서 살이 찌기 시작했어요. 야금야금 살이 찌더니 지금의 체중이 된 거죠.

온몸이
간지럽고 부었어요

당뇨 진료를 받았는데, 워낙 혈당이 높으니까 일단 혈당을 낮춰야 한다며 인슐린 주사를 놓아주시더군요. 하루에 한 번씩 3개월 동안 맞는 거예요. 그런데 몸이 부르트고 자꾸 가려웠어요. 잠깐 주사를 끊으니까 괜찮아져서 다시 인슐린 주사를 맞았는데, 이번에는 두드러기가 일어나더라고요. 목욕을 하고 찜질을 하면 좋아지지 않을까 했더니 오히려 온몸에 두드러기가 돋는 것처럼 부풀어 올랐죠.

　너무 가려워서 그날 저녁 밤새도록 잠을 못 잤어요. 그러고는 아침에 일어나니까 눈이 안 떠져요. 눈을 억지로 벌려야만 보이는 거예요. 부랴부랴 병원에 갔더니 담당 의사가 세미나로 자리를 비워서 다른 의사한테 진료를 받았죠. 알레르기라고 하더군요. 그래서 알레르기 클리닉을 갔는데, 온몸이 손바닥 두께 정도로 부풀어 오른 것 같았어요. 머리부터 발바닥까지 들뜨고 부풀어서 걸을 수도 없었죠. '이거 참 큰일났구나!' 싶었어요.

의사 선생님이 인슐린을 바꿔보자고 하더군요. 첫날은 괜찮았죠. 그런데 이튿날 또 알레르기 증세가 나타나서 경구 혈당강하제로 바꾸었어요. 그때부터 경구 혈당강하제를 복용하고 있는데 지금은 괜찮아요. 10년이 넘었지만 아무 탈이 없습니다.

05

당뇨로 인한 성기능 장애, 적극적인 의지가 필요하다

성기능 장애 역시 당뇨 합병증 가운데 하나입니다. 환자들은 성욕 감퇴와 성생활 빈도 감소, 발기 장애, 조루 등을 겪곤 합니다. 그럼에도 많은 남성 당뇨 환자들이 성문제에 대해 의사나 전문가의 상담을 받는 방법을 모르거나 상담을 하지 않고 있습니다.

어떤 환자는 당뇨약을 오랫동안 복용했기 때문에 성기능이 저하된 것으로 추측합니다. 그러나 의학 문헌에 따르면 혈당강하제의 복용은 성기능에 직접적인 영향을 주지 않습니다.

모든 당뇨 환자들이 성기능 장애를 겪는 것도 아니고, 또한 성기능 장애를 가지고 있다 하더라도 치료나 회복이 불가능한 것도 아닙니다. 발기 문제를 가지고 있던 어떤 남성 환자는 적극적인 치료를 통해 완전하지는 않지만 성기능을 부분적으로 회복했습니다. 어떤 여성 환자는 당뇨 초기에 심리적인 문제로 부부관계를 회피

했지만 적극적인 노력으로 그러한 문제를 극복했습니다.

☐ 성욕이 줄고 성생활 횟수도 줄었지만 전문가와 상의를 해본 적은 없다.

☐ 부부관계를 갖게 되면 조바심이 나고 시간이 짧아진다.

☐ 부부관계가 잘 안 되는 것 때문에 아내가 오해를 해서 당황했다.

☐ 관계 후에 기운이 없어지면서 섹스리스 부부가 되었다.

☐ 약을 먹고 혈당이 정상이 되니까 정력이 되돌아온 것 같다.

성욕이 떨어지고 성관계 횟수가 줄었어요

부부 사이에 별 문제는 없는데 성관계 횟수가 줄었어요. 나이가 들면 성관계 횟수가 줄잖아요. 애들도 다 낳았고, 그럴 때가 되기도 했죠. 아내가 성관계를 많이 원하는 스타일이 아니기 때문에 별문제는 없는데, 서운해한 적은 있어요. 생각이 잘 안 나긴 하지만 가끔 잠자리에서 "너무 뜸한 거 아냐?" 이런 정도의 얘기는 들은 것 같아요.

사실은 나이 탓인지 혈당하고 관련이 있는 것인지 의사한테도 안 물어봤어요. 무작정 "당 때문에 성욕이 감퇴되고 횟수가 줄어서 그러는데 비아그라를 처방받을 수 있습니까?" 하고 물어볼 수는 없잖아요. 어디다 물어봐야 하는지도 모르겠고, 인터넷에 올리기도 좀 그렇고……. 실제로 처방을 받을 수 있는지조차 모르겠어요.

발기가 안 되는 건 아닌데, 아무튼 분명히 줄긴 줄었죠. 혈당강하제를 먹을 때와 먹지 않을 때 차이가 있는 것 같아요.

부부관계의 횟수가 줄어도
약을 먹으면 괜찮더라고요

당뇨에 걸려서인지는 몰라도 어쨌든 당뇨병이 없는 친구들하고 비교해보면 부부관계 횟수가 손으로 꼽을 만큼 줄기는 했어요. 그래서 이제는 비아그라 같은 약품에 의존을 하죠.

대체로 남자들은 강한 척하는 말들을 자꾸 하거든요. 그런데 내가 부부관계 횟수가 줄었다고 털어놓으면 "아, 그래. 나도 요즘에는 약 없으면 안 되겠더라."라고 해요. 그래도 이야기 들어보면 나보다는 나은 것 같아요. 요즘엔 좋은 약이 많잖아요. 약을 하나 다 먹는 게 아니고 조금씩 복용을 하니까 괜찮더라고요.

부부관계를 할 때 조바심이 나고
시간이 짧아지더라고요

나는 별로 못 느끼고 살았는데 사람들을 만나면 '당뇨 환자는 성적으로 불구'라는 이야기를 하더라고요. '나는 아무렇지도 않은데 왜 저런 소리를 하지?' 하고 귓전으로 흘려버렸죠. 그렇게 몇 년이 지났는데 작년부터 부부관계를 갖게 되면 조바심이라고 할까, 아무튼 시간이 짧아지더라고요. 그것 때문에 병원에 갔더니 극히 정상이라고 해요. 심리적인 게 강한 것 같아요. 아내도 예전과 다른 내 몸 상태를 느꼈는지 병원에서 뭐라고 하더냐며 조심스럽게 물어보더라고요.

검사 결과 아무 이상은 없지만 일단 약을 먹어보라고 해서 1개월째 복용하고 있는데 소변 횟수가 약간 줄어드는 것만 빼면 별 효과가 없는 것 같아요.

나이 탓인지 성기능 감퇴가 오는 것 같아요

문제가 있다고 봐야죠. 나이 때문인지 성기능이 감퇴되는 것 같아요. 주위에서 듣기로는 당뇨약을 오래 복용하면 성욕 감퇴가 온다고 하더라고요. 의사와 상담해본 것은 아니지만 잠자리 횟수가 줄어드는 것도 그렇고, 부부관계를 봤을 때도 사실인 것 같아요.

부부관계가 원활하지 않아 오해를 받았어요

처음에는 성욕이 줄어들어서 상당히 당황스러웠죠. 그 다음엔 갑자기 조루가 나타났고요. 술을 많이 먹어서 그런 줄 알았더니 아니었어요. 1~2개월 뒤 병원에 갔다가 당뇨에 걸리면 성욕 감퇴가 올 수 있다는 걸 알았어요. 아내는 그것도 모르고 나를 오해하더라고요. 다행히 지금은 다 알고 있지만요.

병원에서도 처음에는 별다른 처방이 없었어요. 그 다음에 갔을 때는 약을 처방해주긴 했는데 썩 내키지는 않았어요. 약에 의존하는 게 바람직하지 않은 것 같기도 했고.

나이가 있어서 그런지 부부관계에 대해서는 별로 신경을 안 썼어요. 그냥 안 되나 보다 그랬지, 당뇨하고 관련이 있는 줄은 전혀 몰랐죠. 요즘은 당뇨를 앓는 사람들이 많기 때문에 아내도 어디서 그런 이야기를 듣고 오나 봐요. 서로 대화가 되니까 숨길 것이 없더라고요. 내가 바람을 피우고 다닌다면 문제가 되겠지만 그런 건 아니니까요. 이제 환갑이 넘었으니 여자를 밝힐 나이는 아니잖아요? 좀 불편하기는 해도 그럭저럭 이해를 하는 것 같아요.

섹스리스 때문에 의처증이 염려돼요

잠자리에 대한 욕구가 좀 없어지는 거 같아요. 아내도 남자들이 당뇨에 걸리면 성기능이 저하된다는 것을 알고 있죠. 어쩌면 부부가 같이 없어지는 것 같아요. 관계를 하고 나면 기운이 없는 게 눈에 띄게 드러나니까 잠자리 횟수가 현저히 줄었어요.

요즘 섹스리스 부부가 많다고 하잖아요. 아내한테 우스갯소리로 우리도 '섹스리스 부부'라고 얘기하면서 "이렇게 관계가 없어질수록 대화를 자주 해야 한다."라고 했죠.

아내는 친구 관계가 저보다 더 좋은 편이라 외출을 자주 해요. 가끔 술을 마시고 새벽에 들어오거나 심지어 아침에 들어올 때도 있죠. 그러다 보니 살짝 의심이 들기도 해요. '혹시 밖에 나가서 욕구 해결을 하는 거 아니야?' 하는…….

그런 생각을 지나치게 하면 의처증에 걸릴 수도 있을 것 같아요. 가끔 아내와 다투긴 하지만 많이 자제를 하죠. 아내가 워낙 사람 만나는 것을 좋아한다는 사실을 전부터 알고 있었으니까요.

약을 먹으니까
발기부전이 나아진 것 같아요

혈당이 높아지니까 갑자기 성기능이 떨어지더라고요. 전혀 발기가 안 되니 아내 옆에 갈 수도 없었어요. '당뇨가 있나?' 하는 생각을 하기 이전에 벌써 당뇨가 온 거죠. 몇 년 됐네요. 당뇨를 치료하면서 약을 먹고 혈당을 조절하니까 왕성하지는 않지만 정력이 되돌아온 것 같아요. 혈당이 높았을 때는 전혀 발기가 안 됐거든요. 그때 당뇨가 참 무섭다는 것을 알게 됐습니다.

심리적인 문제로 부부생활을 피했지만
이제 치유됐어요

처음에는 심리적으로 자꾸 남편을 거부하게 되더라고요. 일부러 일을 만들어서 하다가 남편이 잠든 뒤에 살짝 방으로 들어간 적도 여러 번 있어요. 설거지거리나 빨랫감이 없는데도 괜히 왔다 갔다 하면서 바쁜 척했죠. 이유는 정확히 모르겠지만 생각의 차이가 크다는 것을 은연중에 느꼈던 것 같아요. '남편을 사랑하는데, 이러면 안 되지.' 하고 생각을 바꾼 지가 대략 1~2년은 된 것 같아요.

남편을 심리적으로 멀리하려 한다는 것을 깨닫고 난 뒤에 그걸 치유하려고 꽤 노력을 했어요. 그러니까 정말 좋아지더라고요. 마음먹기에 달린 것 같아요. 이제 오전에는 가능한 한 피곤하지 않은 정도로 운동하고, 기분 좋게 음악 듣고, 남편 올 시간쯤 샤워도 하고, 몸에 바를 것도 바르고, 여성스러워지려고 노력합니다.

당뇨를 이겨낸
사람들의 일상생활

01

가족 관계의 변화, 당연한 일로 받아들여야 한다

당뇨병은 만성질환이기 때문에 환자의 가족들은 커다란 생활의 변화를 겪게 됩니다. 당뇨 환자는 가족으로서 자신이 해야 할 역할에 소홀해지게 되고, 이는 부부관계뿐 아니라 다른 가족과의 관계에도 큰 영향을 미칠 수 있습니다. 당뇨 때문에 가족으로서의 역할을 제대로 수행해낼 수 없는 경우, 당뇨 환자는 죄책감과 미안함을 느낀다고 토로합니다.

당뇨 관리에서 가족의 지지는 매우 중요한 요소 중 하나입니다. 특히 식사요법에 관한 가족의 협조는 당뇨 환자에게 큰 도움을 주지만 지나친 관심이나 간섭은 환자를 힘들게 합니다.

당뇨 환자는 또한 만성피로와 발기부전 등의 증상으로 인해 성생활에 어려움을 겪게 됩니다. 다행히 이를 잘 극복하는 경우도 있지만 부부 사이가 소원해지는 경우도 있습니다.

☐ 아내가 당뇨 교육에 함께 참여해서 식사요법을 관리해준다.

☐ 며느리가 매 끼니마다 다른 종류의 음식을 만들어준다.

☐ 가족의 지나친 간섭이 오히려 더 고통스럽다.

☐ 당뇨 때문에 아이가 어렸을 때부터 잘 돌봐주지 못한 것이 미안하다.

아내가 식이요법을 관리해줘요

당뇨 관리에서 가장 중요한 게 식이요법 아닙니까. 당뇨 교육할 때 간호사들이 키와 몸무게, 활동량을 따져서 하루 필요 열량을 1,800칼로리로 정해줬는데, 일일이 그걸 따져가며 먹기가 어렵더라고요.

한국당뇨협회에서 1년에 한 번씩 의사와 영양사, 간호사 등이 함께 참여하는 당뇨 관리 교육을 해주는데, 하루에 어떤 음식을 얼마나 먹을지 알려주고 필요한 열량을 조절하도록 가르쳐줍니다. 그런데 나는 눈대중으로만 대충 외워요. 그럴 수밖에 없죠.

그래서 남편이 아프면 아내가 교육을 받으러 가야 돼요. 그게 중요한 겁니다. 식이요법은 아내가 안 도와주면 지키기가 대단히 어려워요. 그럴 거 아닙니까? 그래서 아내가 당뇨 캠프를 계속 다니면서 나보다 더 열심히 공부를 했죠. 덕분에 식이요법을 잘 조절해주고 있어요. 아내가 나보다 건강해서 식이요법을 잘 챙겨주니까 얼마나 다행인지 몰라요. 아무튼 집안에 아픈 사람이 있으면 그렇게 해야 된다고 생각해요.

며느리가
밥할 때마다 고생해요

우리 며느리가 현미와 보리를 넣은 밥을 끼니마다 챙겨줘요. 나 혼자 먹을 건데, 보리밥만 따로 하려면 힘들잖아요. 그래서 밥솥 한쪽에 보리를 더 넣어서 밥을 하죠. 또 손자 먹일 밥은 죽처럼 질게 따로 해요. 이렇게 밥할 때마다 신경을 써야 하니까 며느리가 고생이 많아요.

딸은 들을 때뿐이지
귀담아 듣지는 않아요

주로 외식을 하는 편인데, 장소는 딸내미가 먹고 싶은 것 위주로 정해요. 어린 딸이 엄마를 생각해봐야 얼마나 생각하겠어요? 남편은 좀 달라요. 내가 "비빔밥 먹으러 가자." 그러면 순순히 따르죠. 하지만 딸내미한테 "넌 너대로 가라. 우린 우리대로 갈게." 그럴 수는 없잖아요. 그래도 머릿속에서는 항상 '이렇게 해야지.' '이런 쪽으로 가야지.' 그런 생각을 해요.

딸내미하고 밥을 먹으러 가서는 '이건 안 돼!' 하고 알아서 가려 먹어요. 아이는 아직 엄마의 병에 대해 자세히 모르고 있고, 설령 안다고 해도 무엇을 선택해서 먹어야 하는지 잘 모르잖아요. 가끔

딸한테 "엄마는 이렇게 먹어야 한다."고 얘기는 하죠. 그런데 말할 때뿐이지 귀담아 듣지는 않아요.

가족의 지나친 간섭이
오히려 더 고통스러워요

어머니도 당뇨고 나도 당뇨가 있어요. 게다가 아버지도 합병증으로 돌아가셨기 때문에 주위에서 신경을 많이 써주는데, 그게 더 고통스러운 것 같아요. 차라리 아무 얘기도 안 해주는 게 좋아요. 가족이 신경을 써주면 고맙긴 하지만 내 병을 아는 척하지 않았으면 해요.

실제로 말도 그렇게 하죠. 예를 들어 피곤할 때는 밥을 굶고 싶은데 "당뇨도 있는데 밥을 왜 굶어?" 그러면 그게 듣기 싫은 거예요. 밥 한 번 굶는다고 큰일이 나겠어요? 생각해서 하는 말인데도 아내가 뭐라고 하면 간섭처럼 들려요. 몇 번은 참지만 그 다음엔 진짜 화가 확 나는 거예요.

아이한테
너무 미안하고 힘들어요

당뇨에 걸려서 가장 힘들거나 억울하다고 생각되는 부분은 평생 건강 관리하며 사는 걸로 끝나는 게 아니라 가족한테까지 영향을 미친다는 거예요. 아이 때문에 그걸 정말 절실히 느꼈죠. 아이가 신생아 때 많이 허약했는데, 이유식도 제대로 못 먹이고 돌봐주지를 못했어요. 심지어 아이 끼니를 거른 적도 있어요. 너무 피곤해서 그냥 잠들어버렸던 거죠.

그래서 '이렇게는 도저히 안 되겠다. 아이가 살아남을 수 없겠다.' 싶어서 두 살 때 어린이집에 보냈어요. 거기 가면 굶지는 않으니까요. 아침에 데려다주고 점심 먹고 나면 데려오는 식으로 했어요. 중학생이 된 지금도 아이는 뜬끔없이 "엄마, 안아주세요!" 하고 애정을 확인하려고 해요. 그것 때문에 심리 치료도 받았지만, 아직도 많이 미안하고 힘들어요.

02

당뇨 관리보다 대인관계 관리가 더 어렵다

당뇨 진단을 받은 환자는 사회생활에서 많은 변화를 겪습니다. 특히 음주 문화가 주를 이루는 대인관계에서 많은 어려움을 경험하게 됩니다. 때로는 당뇨에 대한 사회의 잘못된 인식과 외로운 싸움을 하기도 합니다. 반면에 당뇨 환자를 위한 자조모임의 일원이 되어 새로운 사회생활을 하는 경우도 있습니다.

직장인은 술을 강요하는 음주 문화에 노출되는 경우가 많은데, 이는 당뇨 관리에 상당한 영향을 미치기 때문에 큰 어려움이 됩니다. 반면, 대인관계에서의 불편함을 감수하고 당뇨 관리를 위해 음주량을 줄이는 데 성공한 경우도 있습니다.

당뇨에 대한 이해 부족으로 오해를 받는 경우도 많고, 당뇨 환자로 낙인이 찍힐까 두려워 숨기거나 불필요한 위축감을 갖는 사람도 있습니다. 반대로 자신이 당뇨라는 사실을 밝혀서 식사와 음주 조절에 도움을 받거나 지지를 받는 경우도 있고, 평생 완치가 어렵다는 등의 쓸데없는 편견을 깨기 위해 노력을 하는 경우도 있습니다.

당뇨 환자를 위한 자조모임인 환우회 활동은 새로운 대인관계를 맺을 기회를 제공하기도 합니다. 당뇨 환자는 이런 활동을 통해 당뇨 관리에 많은 도움을 받을 뿐만 아니라 다른 사람과의 만남 속에서 공감대를 형성하며 정서적 지지를 얻습니다.

□ 당뇨가 있다는 얘기를 안 하고 남들 하는 대로 똑같이 한다.

□ 부득이한 음주 때문에 몸도 힘들고 혈당 관리도 어렵다.

□ 함께 술을 먹으면서 분위기를 맞춰주지 못해 미안하다.

□ 영업상 술을 안 먹는 것은 불가능하지만 양이나 횟수는 많이 줄었다.

□ 술자리에는 아예 나가지 않는다.

□ 겉은 멀쩡하기 때문에 주변 사람들에게 오해를 받는 경우가 많다.

□ 자존심 때문에 당뇨를 숨겼다.

□ 사람들은 나를 환자로 여기지만, 나는 다만 혈당 수치가 높을 뿐이다.

□ 주변 사람들에게 당뇨가 있다는 것을 알리는 것이 좋다.

□ 당뇨 덕분에 사람 사귈 기회가 많아졌고, 새로운 즐거움을 알게 되었다.

술을 좋아하니까 회사 회식할 때는 한 잔씩 해요. 당뇨 환자에게 술은 아무리 적은 양이라도 독이지만, 직장생활의 스트레스를 그렇게라도 풀어야죠. 굳이 당뇨에 걸렸다는 티를 내고 싶지는 않아요. 그래서 아무 이야기도 하지 않고 그냥 남들 하는 대로 하죠.

속으로는 '이렇게 술을 마시면 문제가 생기지 않을까?' 걱정도 되지만 당뇨가 있으니 술 못 먹겠다는 말은 못하겠더라고요. 괜히 남들 다 하는데 혼자 빼는 것 같아 싫은 거예요. 남이 나를 다른 눈으로 보는 게 싫은 거죠. 전염병 환자도 아닌데 말예요. 당뇨든 뭐든 병에 걸렸다면 싹 달라지는 주위의 시선에서 당당하고 싶어요.

부득이한 음주로 인해
궁지에 빠져있어요

선배나 상사 때문에 부득이하게 술을 마시는 경우가 있어요. 특히 고객이라면 더하죠. 그렇게 술을 마시고 오면 많이 힘들어요. 술 그 자체도 힘들지만 혈당을 측정해보면 꽤 높게 나오거든요. 게다가 다음 날 쉬지도 못하면 더 힘들죠. 약자라서 어쩔 수 없는 것 같아요. "술, 강요하지 마세요." 하고 맞서는 게 아니라 알아서 피하거나 혼자 가슴앓이만 하고 있어요.

직장생활하면서
식단 조절은 어려워요

직장생활을 하면 점심이나 저녁은 주로 밖에서 사 먹게 되는데, 당뇨 환자가 먹을 만한 밥집을 찾기가 어려워요. 도시락을 싸가지고 다니지 않는 한 웰빙 식단은 물 건너가는 거죠. 우리나라 직장 문화의 특성상 직장 다니면서 당뇨 관리하는 건 거의 불가능한 것 같아요. 저녁 술자리도 빠질 수가 없잖아요. 심한 당뇨로 입원을 하거나 하다못해 합병증 증상이 나타나기 전까지는 아마 주변 사람들은 거의 모를 겁니다.

가끔 당뇨 때문에 음식을 가려먹어야 한다고 말하면 이해를 해주는 경우도 있지만, 신경을 써주는 직장 동료는 거의 없어요.

동료들 분위기를
맞춰주지 못해 미안해요

동료들하고 같이 음식 먹으러 가서 잘 못 먹을 때 미안하죠. 술도 함께 마시고, 적당히 분위기도 맞춰주면서 어울리면 좋은데 그걸 못하니까요. 아마 무심하다고 그럴 거예요. 술잔을 주거니 받거니 하면 좋잖아요. 그렇게 못해서 미안해요.

술 마시는 양이나 횟수가
확실히 많이 줄었어요

예전 같으면 새벽 3~4시까지 술 마시고, 음식도 안 가렸죠. 한밤

중에도 먹고. 그렇게 불규칙하게 생활했는데 지금은 심리적 부담감 때문에 자제하고 있어요. 술은 개인의 문제지만, 영업상 술자리를 피하는 것은 현실적으로 어려워요. 다만 음주 횟수를 줄이거나 상대방보다 더 마시지는 말자고 다짐해요. 덕분에 술 마시는 양이나 횟수는 2~3년 전보다 확실히 줄었어요.

술자리 모임에 나가지 않아요

어차피 술을 안 마시지는 못하고 조금씩이라도 줄이고 있어요. 그래서 가급적 친구들을 안 만나는데, 섭섭하게들 생각하죠. 어쨌든 술 마시는 자리에 가서 꿔다 놓은 보릿자루마냥 앉아있을 수는 없잖아요. 한 잔을 거들어도 거들어야 되니까. 그래서 아예 술자리가 생길 것 같으면 어떤 모임이든 잘 안 나가요. 사람을 만나면 아무리 긴장을 하고 있어도 그냥 풀리잖아요. '소주 한 잔인데 어때?' 그러다 한 잔이 한 병이 될 수도 있기 때문에 아예 가지 말아야 돼요.

지금까지 1년 동안 그런 생활을 지키고 있는데, 좀 나아진 것 같아요. 사실 먹고 자고 입는 것 말고는 하는 일도 없는 처지에 친구들도 안 만나니까 사는 낙이 없지만 어쩔 수 없어요. 하는 데까지 해보자 하는 생각으로 노력하고 있어요.

직장 동료의 이해 부족으로 한계를 느껴요

직장생활을 하고 있는데, 뭔가 늘 어정쩡한 것 같아요. 내 몸 챙긴다고 모임에서 술 한 모금 안 마시고 철저히 관리하는 것도 아니고, 나 몰라라 하고 술 마시면서 늦게까지 어울리지도 않아요. 그날그날 적절히 조절하는 거죠.

그런데 "다른 모임에서는 술 잘 마셨다며? 근데 오늘은 왜 이렇게 안 마셔?" 그런 얘기들을 하기도 해요. 그래서 "당뇨가 있어서 조심해야 해."라고 설명을 해도 받아들이는 사람은 "몸이 안 좋다니까 안타깝다." 하는 경우도 있지만 서운해하는 경우도 있죠. 나로서는 어쩔 수 없는 일인데, 오해나 갈등이 생겨서 힘들 때가 있네요.

속은 괴로운데 겉으로는 멀쩡해서 오해를 받아요

한마디로 가족한테도 대우를 못 받는 것 같아요. 겉으로는 멀쩡해 보이는데, 어떤 때는 숟가락 하나 들기 싫을 정도로 귀찮아하니 가족들이 오죽하겠습니까? 손가락을 다치면 피가 나니까 다친 줄을 알겠지만, 남이 볼 때는 멀쩡하기만 하니 본인은 더 죽겠어요.

사람을 만났는데 술을 안 마시면 돈 아끼느라고 그러냐며 물어봐요. 당뇨 환자는 매일 약으로 버티느라 죽을 맛인데, 같이 어울리는 사람은 술도 한 잔 안 하느냐고, 배신당한 것처럼 생각해요.

개업식이나 결혼식장에 가서 봉투 내밀고 인사만 하고 나오면 "뭐 저런 사람이 다 있냐. 술도 한 잔 안 하고 간다." 하고 뒷말을 하죠. 다리가 불편한 사람을 보면 '빨리 가고 싶어도 못 가는구나.' 하고 인정을 해주겠지만, 당뇨 환자는 겉으로 표가 나는 게 아니니 너무 억울해요.

나에 대한 염려가 간섭 같아서 싫어요

내 병을 알고 있는 사람이 몇 명 있어요. 커피에 설탕 같은 걸 조금 더 넣어서 먹으면 "당뇨 있는 사람이 왜 그래?" 하는 식으로 염려를 해주는데, 그게 배려인지 간섭인지 모르겠어요. 우리나라 민족성이 그런지 몰라도, 혼자 놔두면 알아서 할 텐데 괜히 배려를 해주는 게 좀 그래요.

솔직히 당뇨가 있다는 걸 남한테 알리고 싶진 않죠. 병은 알려야 낫는다고 하지만 괜한 동정 같은 걸 받고 싶진 않거든요. 이제는 웬만큼 자각을 하고 있으니 어련히 알아서 하지 않겠어요? 그런데 자꾸 이렇게 간섭하면 안 되죠. 물론 본인은 애정이라고 생각하겠지만.

주변에서 편견을 갖고 있어요

당뇨 환자는 식탐이 많다느니 특히 남자들은 합병증으로 성기능이 저하된다느니 하면서 "밤새 뭐하나?" 하는 식으로 대놓고 물어보는 사람이 있어요. 주변에서 그런 '뒷담화'를 해대면 아무래도 좀 위축되죠.

당뇨 환자 가운데 비만인 사람이 많아서 그런지 체중 관리도 못하고 게으르다고 생각하는 것 같아요. 심지어 모임에 고의로 못 나오게 하는 경우도 있어요. 운동을 할 때도 "아이, 쉬어라. 넌, 쉬어." 그런 식으로 얘기하면 서운하죠. 어차피 체력적으로 딸리겠지만 내색하지 않고 "운동 같이 하자. 괜찮겠어?" 이런 식으로 배려해주면 좋겠어요.

그리고 당뇨 환자는 음식을 심하게 가리거나 적게 먹는다고 생각하는 듯해요. 사무실에 과일이 쌓여있어도 일부러 그런 건지 먹으라는 얘기를 안 해요. 그러다 내가 먹으려고 하면 "당뇨 환자가 과일 먹어도 돼?" 하고 물어보죠. "당뇨 환자도 과일 몇 조각은 괜찮거든요!" 하고 일일이 설명하려면 귀찮아서 그냥 "의사 선생님이 먹어도 된다고 했어."라고 이야기하죠.

자존심 때문에 당뇨를 숨겼어요

동네 병원을 다니다가 혈당 수치가 높아서 이름 있는 종합병원에 갔는데, 수치가 더 높게 나오더군요. 처음에는 별로 놀라지도 않았어요.

어려서 부모를 여의고 어렵게 살아왔기 때문에 남편한테도 기죽지 않으려고 무던히 노력했어요. 자존심이 너무 강해서 남편과 부딪치고 속상해한 적도 많았고요. 그래서 당뇨라는 사실을 남편한테도 몇 년이나 숨겼죠. 당뇨는 유전된다는 사실 때문에 더욱 말하고 싶지 않았어요. 내가 당뇨에 걸렸다는 사실 자체가 싫어서 모임에 가서도 말을 안 했죠. 그런데 언젠가부터 성격이 밝아지니까 말을 하게 되더라고요.

가난한 시절, 억눌리며 살아온 과거 때문에 속상한 게 많았어요. 시누이한테 무시당하고, 당뇨보다 더 힘든 시간을 보내다 보니 스스로 나를 지켜야 되겠구나 하는 생각이 들었어요. 그러면서 오로지 당뇨 관리에만 신경을 쓰기 시작했죠.

당뇨를 큰 병으로 생각하고 환자 취급해요

당뇨병에 걸리면 시력을 잃거나 심하면 다리를 절단해야 한다는 등의 무서운 이야기들을 많이 들었기 때문에 대부분 당뇨병은 위험한 병, 큰 병이라고 생각하더라고요. 관리만 잘하면 생각하는 것만큼 심각한 병이 아닌데 왜 저렇게 생각하나 싶을 때도 있어요. 그래서 친한 친구가 아닌 다른 사람들한테는 굳이 말할 필요를 못 느끼죠. 친구들은 "당뇨에는 뭐가 좋다더라." 이런 식으로 말해주지만 모르는 사람들은 '저 사람 환자구나!' 하고 생각할 테니까요.

어쨌든 당뇨 합병증으로 심하게 고생하고 있는 사람도 있고, 나처럼 몇 십 년이 지나도 크게 불편함을 못 느끼고 지내는 사람도 있는데 왜 그렇게들 생각하는지 모르겠어요. 그리고 나 정도면 환자도 아닌데, 환자 취급해서 당황스럽다는 얘기도 해주죠. 그러니까 아는 사람이 당뇨 때문에 다리를 절단했다는 말을 들었기 때문에 엄청나게 큰 병으로 생각할 수밖에 없다고 하더라고요. 그런 게 조금 힘들어요.

얼마든지 식사와 음료를 조절할 수 있어요

친구들 모임에 가면 떳떳하게 당뇨 환자라고 말하고 음식을 권하지 말라고 해요. 기름진 음식은 아예 입도 안 대고, 채소를 많이 먹어요. 적당히 배가 부르면 더 이상 안 먹죠. 조금 많이 먹는 날은 "야, 여기서 몇 정거장만 걸어가자."라고 해서 같이 웃으며 걷습니다. 술잔이 오고 가는 자리에서는 술을 못 마시니까 음료수를 권하죠. 그러면 음료수도 사양하고 물을 마셔요.

이렇게 처음부터 "이건 안 됩니다." 하고 밝히면 더 이상 권하지 않아요. 그러면 얼마든지 조절할 수 있는 것 같아요.

당뇨라고 밝히는 게 좋지 않을까요?

당뇨를 진단받은 날부터 어떤 모임에 가든 "나는 당뇨 진단을 받은 환자니까 음식을 권하지 마라." 하고 미리 이야기해요. 그래서 내게 당뇨가 있다는 사실이 쫙 퍼졌죠. 그렇지 않으면 음식을 자꾸 권해서 못 견뎌요. "이건 맛있으니까 먹어라. 몸에 좋으니까 먹어라." 계속 권하거든요. 옛날에는 먹을 게 귀했지만 요즘은 맛있는 음식이 넘치잖아요. 그래서 모르는 사람들한테도 미리 당뇨 환자라고 말을 해요. 그렇다고 사회생활하는 데 지장이 있는 건 아니잖아요? 자기 관리 잘하고 주변 사람들한테도 잘 인식시키면서 열심히 일하고 사는 게 좋지 않을까 생각해요.

친구들에게 당뇨가 있다고 말하는 것이 좋아요

처음에 아주 친한 친구 몇 명한테 얘기를 했습니다. "나, 솔직히 당뇨가 왔다." "오, 그래?" 하며 이해를 많이 해줘요. 무슨 자료가 있다든지, 어디서 좋은 걸 봤다든지 하면 전화도 해줍니다.

언젠가 한 스무 명 정도 되는 동창회 모임에서 횟집 쪽으로 가자고 했더니 "야, 삼겹살 먹어야지, 웬 횟집이냐?" 그러더라고요. 그래서 "회가 몸에 더 좋잖아." 그렇게 얘길 했지만 맨날 삼겹살 먹던 친구들이라 그게 안 되더라고요. 또 동창회를 가면 대부분 술을 많이 마시지 않습니까? 그래서 얘기를 했습니다. "나, 지금 당뇨가 있다. 요즘 몸도 안 좋고 살도 많이 빠지고 하니까 앞으로 내게 술을 권하거나 강제로 먹이는 건 좀 자제해줬으면 좋겠다." 이러니까 반 정도는 수긍하는데, 나머지는 불쌍한 눈으로 쳐다보는 거예요. 그 시선을 극복하기가 쉬운 일은 아니더라고요. 친구가 나를 불쌍하게 보면 의기소침해지기 쉽거든요. 그래도 어쩔 수 없어요.

나를 불쌍하게 보면 그냥 그러라고 편하게 생각해요.

친한 친구가 "살면서 한 번도 안 아픈 사람이 어디 있냐? 암도 걸릴 수 있고, 교통사고로 갑자기 죽을 수도 있는데 당뇨가 뭐 대수냐. 너 먹고 싶은 대로 먹고, 먹기 싫으면 먹지 마. 2차든 3차든 가기 싫으면 안 가도 좋아." 이렇게 먼저 얘기를 해주죠. 그럼 다른 친구도 뭐라고 얘기를 안 합니다. 안 그러면 술잔만 받아놓고 있는 걸 보고 "야, 왜 안 마셔? 제사 지내냐?" 꼭 그런 얘기를 하거든요.

그러니까 거래처에 가서도 어느 정도 개인적으로 친해지면 먼저 이야기를 합니다. 당뇨가 있어서 이런저런 게 힘들다고 하면 대개 그러냐면서 몸 관리 잘하라고 해주죠. 아는 사람도 당뇨 앓은 지 30년째인데 여전히 건강하다며 위로를 해준 사람도 있고요. 전혀 모르는 사람한테 굳이 이야기할 필요는 없지만 그래도 1년에 몇 번 만나는 지인한테는 얘기를 해도 크게 창피한 일은 아니라고 생각합니다.

환자가 아니라 단지 혈당 수치가 높을 뿐이에요

나는 혈당 수치가 좀 높을 뿐 당뇨병 환자는 아니라고 생각해요. 앞으로 관리 잘하고 생활습관을 바꾸면 되는 거라고 생각하죠. 그래서 누가 당뇨병 환자냐고 물어보면 이렇게 얘기를 해주고 싶어요. "나는 당뇨병 환자가 아니고 혈당 수치가 좀 높은 거다. 전 세계 모든 사람이 혈당은 다 가지고 있다. 많아도 안 되지만, 없으면 죽는 게 바로 혈당이다. 하지만 적정선만 유지하면 살아가는 활력소가 된다."라고.

오히려 사람 사귈 기회가 많아졌어요

당뇨에 걸린 뒤로 오히려 사람 사귈 기회가 많아졌어요. 등산도 하고, 당뇨협회도 나가고, 병원에서 하는 세미나에도 쫓아다니고 하니까 생활이 훨씬 즐거워졌어요.

아이 둘을 혼자 키웠기 때문에 예전에는 돈 버는 것만 신경 쓰느라 사는 낙이라고는 전혀 몰랐어요. 어디 놀러 갈 줄도 몰랐죠. 어디 나가려고 해도 번듯한 옷 한 벌 제대로 없었고요. 그러다 아이 둘 결혼시키고 그런대로 먹고 살 만하다 싶었는데 당뇨에 걸리니까 이제 죽는가 보다 생각했어요.

처음에는 쓰러져서 걷지도 못하는데 돈 몇 푼 더 모으면 뭐하겠나 싶어서 쓰고나 죽어야겠다고 생각했죠. 그런데 지금은 당뇨에 걸린 덕분에 이렇게 즐겁게 사는지도 모른다고 생각해요. 그렇지 않았으면 아직도 한 푼이라도 더 벌겠다며 아등바등 다닐지도 모르죠. 그래서 당뇨 덕분에 내가 낙천적이 됐구나 하는 생각이 들어요.

일상생활이 바로 당뇨 관리

혈당을 잘 치료하고 조절할 수 있으면 문제가 없지만, 여러 가지 이유로 혈당이 잘 조절되지 않으면 우선 나타나는 증상이 있습니다.

물을 자주, 많이 마시고, 소변을 자주 보고, 자주 먹어도 배가 고프고……. 수월치가 않죠. 수시로 화장실에 들락날락하는데, 밤에 잠을 제대로 잘 수 있겠습니까? 충분히 잠을 못 자니까 낮에는 피곤하죠. 집중도 안 되고. 그러다 보면 친구들과 관계도 수월치 않습니다. 먼 데 여행을 가는 것도 겁이 나고. 이렇게 개인적으로 느끼는 불편은 물론 외부와 소통하는 데도 어느 정도 장애를 줄 수가 있습니다.

물론 당뇨가 충분히 조절되지 않았을 경우의 이야기입니다. 잘 조절된다면 아무 문제없이 일상생활을 할 수 있습니다.

03

당뇨,
우습게 여기지도 말고
무섭게 여기지도 마라

만성질환인 당뇨병은 평생 관리하면서 치료를 해야 합니다. 관리와 치료가 일상생활의 한 부분이 되어야 할 뿐만 아니라 그것이 자신의 삶에서 가지는 의미에 대해 생각해보고, 적극적으로 치료에 임해야 합니다.

당뇨는 일상생활과 행동의 변화가 필수적입니다. 그럼에도 당뇨를 진단받은 초기에 의학적 조언만 제대로 지키면 낫는 대수롭지 않은 질병으로 생각하는 사람들이 많습니다.

주변의 동정 어린 시선 때문에 우울함을 느끼는 경우도 있지만 당뇨병 덕분에 건강 관리에 더 신경을 쓰고 새로운 활동을 할 수 있었기 때문에 당뇨병을 긍정적으로 생각하는 경우도 있습니다.

당뇨병을 친구처럼 생각하며 평생을 함께할 동반자라고 여기거나 당뇨병 환우회 활동을 하며 당뇨와 더불어 즐겁게 살아가는 사람도 있습니다. 또한 당뇨가 삶의 중심에 위치하지 않기 때문에 봉사활동을 하겠다고 말하는 사람도 있습니다.

☐ 운동만 조금 하면 낫는 병이라고 여기고 우습게 생각했다.

☐ 사람들이 불쌍하게 볼 때 스트레스도 받고 우울해지기도 한다.

☐ 당뇨는 평생 함께할 친구이고 모든 것에 조심하게 만드는 고마운 존재이다.

☐ 당뇨로 인해 생활의 즐거움을 찾게 되었다.

☐ 관리만 잘하면 당뇨와 함께 즐겁게 살 수 있다.

운동만 하면 낫는다고 생각했어요

처음에는 당뇨를 상당히 우습게 생각했어요. 소변에서 당이 조금 나왔을 뿐, 솔직히 생활하는 데 크게 불편하지는 않았거든요. 피곤을 느끼긴 했지만 젊으니까 잠만 잘 자면 괜찮다고 생각했죠. 장인어른이 당뇨를 상당히 오랫동안 앓다가 합병증으로 돌아가셨는데, 그럼에도 별 생각이 없었어요. 운동 좀 하면 낫겠지 하고 쉽게 생각했는데 그러면 안 되겠더라고요.

당뇨가 그렇게 무서운
병이라는 것을 몰랐어요

당뇨 진단받았을 때가 40대 초반이었는데, 별로 무섭지가 않았어요. 이렇게 나이가 들었지만, 사실 당뇨로 죽지는 않잖아요. 합병증이 무서운 거지. 체중이 많이 줄었는데, 처음에는 약 먹고 관리하면 정상으로 돌아오겠지 하고 생각했어요. 당뇨병 교육을 받기 전까지는 당뇨가 얼마나 무서운 병인지 몰랐던 거죠. 당뇨 합병증으로 발을 절단하거나 시력이 나빠져서 실명이 될 수도 있고 신장이 안 좋아지면 투석까지 해야 된다는 사실을 전혀 몰랐어요.

사람들이 불쌍하게 볼 때
스트레스도 받고 우울해요

식구들이 한목소리로 "왜 이렇게 야위었냐? 병 때문에 야윈 거냐?" 하고 물어보곤 하는데, 그렇게 물어보는 자체가 스트레스죠. 난 괜찮은데, 괜히 불쌍해지는 것 같아서요. 형이 안부 전화를 했을 때 "산에 있다."라고 하자마자 대뜸 "몸이 안 좋아 보이던데 그렇게 다녀도 되냐? 좀 쉬지 그러냐?" 하고 걱정을 하는 거예요. 그런 소리를 들으면 내가 그렇게 불쌍하게 보이나 싶어 무척 속상해요. 특히 "왜 이렇게 야위었냐?" 이 소리가 제일 듣기 싫어요. 사람들이 나한테 이렇게 신경을 써주는구나 하고 생각하다가도 금방 죽을병에라도 걸린 것처럼 우울해질 때가 있어요.

긍정적인 미래를
기대하고 살면 돼요

겉으로 보기보다는 상당히 긍정적이에요. 못할 것 같은 일은 포기가 빠르고요. 이를테면 돈을 빌려줬는데 받을 가능성이 없으면 미련 없이 포기해요. 그래서 아내가 "당신 포기 하나는 참 잘한다." 그래요. 얼마가 됐든 어차피 못 받을 거 속 끓이며 기다릴 필요는 없잖아요? 모든 게 그래요. 그림도 시간 나는 대로 그리다가 하기 싫으면 미뤄놔요. 안 그려도 그만인데 굳이 그것 때문에 신경 쓸 필요가 없거든요.

그래서 우울증과는 거리가 먼 것 같아요. 병원에서 당뇨가 진행되어 합병증을 제때 치료받지 못하면 죽을 수도 있다는 얘기를 하더라고요. 진행이 된다는 것은 죽음에 이를 수도 있다는 거잖아요. 처음에는 그 소리 듣고 많이 섭섭했어요. 사실은 많이 힘들었는데, 자고 나서 가만히 생각해보니 어차피 사람은 죽는 거잖아요. 봄에 씨앗을 뿌리고 가을에 거둬들이는 것과 똑같은 거 아닐까요? 언젠가 떠나야 하는 길, 남들보다 좀 빨리 가는 것뿐이잖아요. 날짜가 정해져 있는 것도 아니고, 앞으로 더 좋은 약이 나온다면 삶이 더 연장되겠지요. 어쨌든 좋은 약이 나온다는 것을 기대하고 살면 되지 싶어요.

평생 함께할 친구이고
고마운 존재예요

친구들 앞에서 "당뇨가 내 친구다." 하고 서슴없이 말합니다. 내 안에 있는 당뇨에게 우스갯소리로 늘 이렇게 말해요. "야, 나하고 같이 건강하게 살자. 내가 죽으면 너도 죽지 않냐? 내가 살아야 네가 살잖아. 그러니까 나 죽이지 말고 너도 살고 나도 살고 공존하자."

당뇨병이 있어서 병원을 자주 가는 것이 가끔은 다행이라는 생각이 들어요. 건강한 사람은 병원하곤 멀잖아요. 그래서 이상한 병도 생기고, 뜻하지 않은 복병을 만날 수도 있죠. 그래서 한 가지 병이 있는 사람이 병이 없는 사람보다 오히려 건강하게 살 수 있다는 그런 생각도 들어요. 특히 당뇨는 온갖 합병증을 일으키니까 나쁘지만, 거꾸로 당뇨병이 있기 때문에 모든 걸 조심하게 만들어주는 고마운 존재라고 생각해요.

당뇨로 인해
오히려 즐거움을 찾았어요

당뇨에 대한 압박감이 외로움과 슬픔을 주었기 때문에 오히려 '꿋꿋이 살아야 된다.' 하는 강인한 성격을 갖게 됐어요. 방 안에서 엉기적거리는 생활을 상상하니깐, 도저히 용납이 안 되는 거예요. 그래서 1989년부터 시작한 등산과 수영을 지금까지 계속하고 있습니다. 그 덕분인지 당뇨로 인해 심한 고통은 없었고, 이렇게 즐겁게 살면 낫겠다 생각하고 있어요. 캠프에서 알게 되어 서로 가깝게 지내는 동갑내기 친구가 "당이 400이 넘었는데, 이 캠프가 나를 살렸다. 열 일 제쳐놓고 무조건 캠프에 온다." 그러더라고요. 나 역시 일상생활에서 실천할 수 있는 방법을 잘 알아야 한다고 생각 해서 참석해요. 그러면서 나도 모르게 사는 즐거움을 찾게 됐죠.

이제는 당뇨가 도리어 고마운 존재가 되었어요

당뇨에 걸린 게 오히려 고맙다고 생각해요. 당뇨를 관리하느라고 몸이 더 건강해졌기 때문이죠. 어떤 사람은 당뇨가 무섭다지만 내 게는 고마운 존재예요. 당뇨가 아니었다면 담배도 계속 피우고, 술 도 많이 마셨을 테고, 그러면 지금까지 살지 못했을 수도 있죠.

항상 강조해서 말하는 것은 자신을 대신해줄 사람은 아무도 없 다는 사실이에요. 산에 올라갈 때도 '한 걸음 한 걸음 자신의 발로 딛지 않으면 위로 올라갈 수 없다. 그것은 오직 나의 건강을 위해 서다.' 하고 다짐합니다.

당뇨는 친구처럼 평생 함께 가요

처음에는 당뇨에 대해 잘 몰랐지만, 합병증으로 고생을 해본 이제 는 '당뇨는 평생을 같이 간다.'라고 생각해요. 한 번 생기면 자연적 으로 치유되지 않기 때문에 평생 관리가 필요한 것 같아요. 당뇨를 관리하기 위해 활동하면서 오늘까지 살 수 있게 됐으니까, 당뇨가 고맙다는 게 어쩌면 맞는 말인 것 같아요. 누구든지 당뇨를 너무 경원시하지 말고, 어렵게 생각하지 말고 어차피 나에게 온 거니까, 평생 관리하면서 함께한다고 생각하면 낫지 않을까 하는 생각도 해봅니다.

관리만 잘하면
당뇨와 함께 즐겁게 살 수 있어요

'아, 이제 내 인생은 다 끝났나 보다.' 이런 생각이 들 때가 있어요. 어린 시절 당뇨병에 걸려 돌아가신 아버지가, 술을 마시면 안 되는데도 막걸리하고 물을 계속 마시던 기억이 문득 떠올라 '나도 아버지처럼 되지 않을까?' 하는 불안한 생각이 들었던 거죠.

그런데 병원에서 교육을 받고 당뇨에 관한 책을 여러 권 보니까 관리만 잘하면 즐겁게 살 수 있겠더라고요. 내가 다니는 병원에 걸려있는 '당뇨병과 함께 즐거운 인생을!'이라는 구호처럼, '그래, 이제 당뇨병과 같이 가는 거야!'라고 생각했죠. 그래서 당뇨병 환자가 운동 관리, 체력 관리를 제대로 안 하면 애가 타요. 여러 차례 설명도 해주고, 집에 있는 자료를 주거나 관리 잘하느냐고 편지로 물어보고, 등산 꼭 다니라는 조언을 아낌없이 해주죠.

대개 당뇨병에 걸린 연령층이 50대 초반이나 후반 이렇거든요. 그래서 지금 관리를 제대로 안 하면 폐인이 되죠. 나는 누구든 나한테 본인이 당뇨병이라고 이야기하면 만날 때마다 귀찮을 정도로 안부도 묻고 "열심히 관리하고 남한테 환자라는 티는 내지 마라. 당뇨병 환자는 환자가 아니라 관리만 잘하면 된다."라고 격려를 해줘요.

나중에 봉사활동을 하는 게 꿈이에요

여건만 허락된다면 몇 년 있다가 당뇨 환자뿐 아니라 모든 사람들을 위해서 봉사를 많이 하고 싶어요. 요양원이나 도움이 필요한 곳이면 어디든, 언제든 쫓아가서 여러 가지 봉사를 하는 게 꿈이에요. 그게 잘 이루어질지 모르겠습니다만.

평생 함께할 친구, 당뇨병

여러 가지 표현이 있겠지만, 당뇨는 '생활의 병이다.'라고 얘기할 수 있습니다. 어떤 사람은 내가 먹고 움직이는 것에 관한 병이니까 '내 생활의 병'이라고 얘기합니다.

내 몸에서 하루 이틀 머물다 가는 것이 아니라 오랜 시간 동안 내가 밥 먹고 움직이는 모든 활동과 함께하는 것이기 때문에 같이 보듬고 다듬어야 되는 병이라는 것을 다시 한 번 더 인식할 필요가 있습니다.

당뇨병은 서둘러서는 안 되는 병입니다. 차분한 마음으로, 의사를 포함한 여러 전문가들이 나눠주는 지식과 경험을 잘 습득해서 스스로 하나하나 극복하고 관리해나가는 병입니다. 즉 혼자 꿍하고 있어야 되는 병이 아니라, 주변과 끊임없이 소통을 하면서 좋은 지식, 좋은 경험을 받아들여 나에게 적용해나가는 병입니다.

04

다른 당뇨 환자들에게
해주고 싶은 이야기들

많은 당뇨병 환자들은 오랜 혈당 관리 경험을 통해 자신과 똑같은 실수를 하지 않도록 조언합니다. 진단 초기에는 대체로 당뇨병에 대한 정보와 교육의 중요성을 간과하기 쉽습니다. 따라서 인내를 갖고 혈당 관리에 대해 끊임없이 공부하면서 자신에게 맞는 당뇨 관리법을 찾아내기 위해 힘쓰라고 권합니다.

또한 당뇨 교육 내용을 현실에서 실천하기가 얼마나 어려운지를 실감했기 때문에 자신의 체질에 맞는 혈당 조절 방법을 찾아내는 것이 중요하다고 조언합니다.

한편 합병증이나 부작용에 대한 정보를 미리 확보하고 특히 저혈당 혼수나 쇼크는 철저히 대비해야 한다는 것을 강조합니다. 때로는 이에 대비하는 구체적인 방안을 제안하기도 합니다.

당뇨병 치료에 있어 식사요법이 가장 중요하다고 여기는 당뇨 환자는 무엇보다도 음식에 대한 유혹을 떨치기 위해 '먹기 위해 사는 것이 아니라 살기 위해 먹는다.'라는 신념의 중요성을 강조합니다. 또한 혈당 조절을 위해 보약이나 건강보조식품을 먹는 것에 대해서도 언급했습니다.

당뇨병을 비교적 가벼운 병으로 여기면서 의사의 지시를 무시하는 태도를 경계해야 한다고 강조한 당뇨 환자도 있습니다. 이들은 무엇보다 진단 초부터 의사의 지시대로 따르면서 당뇨병에 철저히 대처할 것을 권합니다.

또한 구체적인 관리요법을 실천하는 것도 중요하지만, 성공적인 혈당 조절을 위해서는 우선 자신의 마음이 큰 역할을 한다는 사실을 역설한 경우도 있습니다.

☐ 당뇨 관리를 생활화시키는 데는 인내와 공부가 중요하다.

☐ 정확하게 알 때까지 책도 읽고 사람들의 이야기도 들어봐야 한다.

☐ 실제로 실천하는 것이 가장 중요하다.

☐ 자신에게 맞는 관리 방법을 찾아야 한다.

☐ 운동은 자기 체질에 맞게 하는 게 좋다.

☐ 저혈당 혼수나 쇼크에 대비해서 사탕과 인식표를 가지고 다니는 게 좋다.

☐ 저혈당으로 쓰러질 경우를 대비해서 자신의 위치를 파악하고 있어야 한다.

☐ 음식량을 줄이고 너무 영양가 높은 것을 먹으려고 하지 말아야 한다.

☐ 약을 규칙적으로 복용하면서 병을 고치려고 노력해야 된다.

☐ 무엇보다 마음을 밝게 갖는 것이 중요하다.

□ 완치될 수 있다는 신념을 가지고 규칙적인 생활을 해야 된다.

당뇨 관리는
인내와 공부가 중요해요

병원에서 알려주는 방법을 자신의 생활에 맞춰 나가야 돼요. 그러면 인슐린 주사를 맞든 약을 복용하든 완전히 생활화가 되는 거죠. 당뇨병 관리를 생활화하지 못하면 누구라도 고생하게 되어 있어요. 물론 생활화할 때까지는 많은 시간과 인내, 그리고 공부가 필요해요. 아무리 훌륭한 당뇨병 전문가한테 교육을 받아도, 한두 번 듣고는 와 닿지가 않죠. 상당한 경험과 배움을 통해 오랜 기간 축적을 해야 해요.

체계적인 교육과 책, 그리고
다른 사람의 경험을 들어봐야 해요

몇 년 동안 한 병원만 다니지 마세요. 그래야 한다면 당뇨 전문병원에 가세요. 한꺼번에 모든 걸 배울 수가 있거든요. 그 전에는 운동을 어떻게 해야 될지, 나한테 맞는 운동을 얼마나 해야 될지 하나도 몰랐죠. 근데 거기 가니까 그걸 다 알려주더라고요.

나한테 알맞는 속도와 시간으로 25분 동안 걷기 운동을 하고, 수건으로 스트레칭을 한 다음 자전거 타기를 했어요. 다른 때는 흐늘

흐늘하다가 그만두고 그랬는데, 내 속도에 딱 맞는 게 있더라고요. '요 정도입니다.' 자전거를 타고 있으면 이렇게 말해줘요. 그렇게 해야 운동이 되는 것 같아요. 자전거를 5분만 타도 땀이 난다고 싫어하는데, 25분은 지속적으로 타야 해요. 그리고 5분씩 늘리는 거죠. 초기에 이런 체계적인 교육을 받아야 해요. 이해가 안 되면 이해될 때까지 교육을 받아야 돼요. 그런 다음 당뇨에 관한 책을 많이 읽고 습득하고, 혈당 관리를 잘하고 있는 주위 사람들 이야기를 듣고, 따르는 거죠.

정보 습득이 당뇨 관리에서 제일 중요해요

지금까지 쭉 치료한 것을 보면, 가장 중요한 것은 당뇨에 관한 정보를 환자 자신이 습득하는 거예요. 당뇨병에 대해 알고 있어야 나을 수 있는 거죠. 요즘은 각종 교육과 세미나, 캠프 등 당뇨에 대한 정보를 알 수 있는 기회가 많습니다.

한국당뇨협회에서 주최하는 당뇨 캠프에 갔다 왔는데, 캠프에 간다고 하면 어떤 사람은 "아픈 몸으로 캠프를 한다고? 무슨 철야 농성 해?" 하더군요.

호텔에 분야별 전문 의료진과 간호사, 영양사, 관계자들이 모여서 4박 5일 동안 의견도 교환하고 정보도 습득하고 궁금한 것도 물어볼 수 있어서 아주 좋았어요. 대학병원이나 큰 병원, 여러 당뇨 단체 등에서도 당뇨 교육을 하고 있고, 당뇨병협회에서 하는 1일 교육도 있어요. 특히 종합병원에서는 '당뇨 환자들은 밥을 어떻게 먹어야 되는가' 하는 영양사들의 교육 등 당뇨 관련 교육이 많아요. 이런 교육을 통해 정보를 습득하는 게 제일 중요한 것 같아요.

아주 열심히 교육을 받고 나서는 '당뇨에 대해 반은 의사다.'라는 농담도 합니다. 지금까지 당뇨 관리를 해오는 데 있어 당뇨 교육을 통한 정보 습득이 가장 중요한 요소였다고 말할 수 있어요.

교육을 받고 실천하는 것이 가장 중요해요

우선 당뇨 교육을 철저히 받아야 합니다. 종합병원이나 웬만한 큰 병원에는 모두 당뇨교실이 있으니까 여기 참여해서 당뇨에 대한 기본 지식을 배우고, 좀 더 연구도 하고, 책도 보고 해서 당뇨병에 관한 한 의사 못지않게 해박한 지식을 가져라 하는 게 첫째예요.

두 번째는 생활습관을 바꾸는 거예요. 말로는 안 되고 캠프나 환우회 같은 데서 같은 병을 앓는 사람을 많이 만나본 다음 구체적인 사례를 확실하게 알고 실천을 하는 게 중요합니다. 당뇨 환자는 생활 속 실천이 중요해요. 대부분 한참 병이 진행되고 난 뒤에 "이러다가는 너 죽어!" 해야 알아차리는 것 같아요. 나도 그런 경우에 속했죠.

내가 해주고 싶은 이야기는 의사는 그저 치료 방향만 알려준다는 거예요. 그 방향에 따라 치료를 하는 것은 바로 자기 자신이라는 것을 명심하고 생활과 습관을 바꿔야 해요. 그리고 운동이 사는 길이라는 걸 강조하고 싶네요. 운동으로 혈압을 조절해서 약도 주사도 줄일 수 있다면 더 좋죠.

의사는 바로 자기 자신이에요

당뇨병 관리의 3대 원칙인 식이요법과 운동요법, 약물요법을 철저하게 지키세요. 스스로 공부하면서 의사의 지시를 잘 따르고. 대학병원마다 하고 있는 당뇨 교육에 열심히 참여해서 자기 것으로 만들어야 해요. 사실 누구도 해줄 수 없는 일이에요. 가장 중요한 것은 자신만큼 스스로를 잘 아는 사람은 없다는 것이죠.

내 몸에 대한 전문의는 나라는 사실을 잊지 마세요. 그러니까 실수를 하더라도 시험을 하라는 거예요. 예를 들어 술을 마신 날과 마시지 않는 날 혈당 수치를 재서 차이를 기록하고, 외식을 하고 난 다음 혈당 차이가 얼마나 나는지를 기록하면서 몸으로 느껴야 된다는 얘깁니다. 스스로 이런저런 경험을 엄청나게 해봐야 해요. 주사 놓는 것도, 운동도 다 마찬가지예요. 그러면 이렇게 하니까 얼마가 떨어지는구나 하고 알게 되죠. 그렇게 관리하는 것이 가장 합리적인 것이라고 알고 있어요.

운동은 몸 상태에
맞게 하는 게 좋아요

당뇨 환자는 운동중독증에 걸릴 확률이 높기 때문에 무리하게 운동을 하면 안 좋아요. 그런데 저는 퇴직하고 난 다음 운동을 좀 심하게 했어요. 입에 병이 생길 정도로 등산을 자주 다녔죠. 이제는 체질에 맞춰 운동을 하면서 운동량을 조절 중인데 쉽지 않네요. 저는 운동중독증 때문에 고생을 하고 있지만, 무리한 운동은 안 돼요. 그렇게 운동을 격렬하게 하고 나면 과식을 하기 십상이거든요. 그러니까 운동은 반드시 자기 체질에 맞게 해야 돼요. 등산이라면 가까운 야산 정도가 좋고, 평지를 걷는 것도 좋을 것 같아요.

합병증 예방이
무엇보다 중요해요

당뇨를 처음 진단받으면 아주 앞이 캄캄할 거예요. 어떻게 해야 할지 막막할 텐데, 그럴수록 좌절하면 안 됩니다. 당뇨는 완치가 어렵기 때문에 "당뇨인데, 어떻게 하는 게 좋습니까?" 하고 다른 당뇨 환자한테 조언을 구하는 게 필요해요. 당뇨는 누구나 걸릴 수 있어요. 잘못된 생활습관을 가지고 있으면 멀쩡한 사람도 당뇨에 걸릴 수 있으니까 건강할 때 열심히 운동하고, 먹는 거 잘 먹고 생활습관을 관리해야 합니다.

만약 당뇨에 걸렸다면 당황하거나 주저하지 말고 먼저 당뇨를 앓고 있는 사람에게 관리 요령을 배워 차근차근 따라서 생활하세요. 그러면 무서운 합병증은 오지 않을 것입니다.

언젠가 당뇨 환자 입원실에 간 적이 있는데 다리를 절단하거나 시력을 잃어버린 환자들이 많았습니다. 물론 잘못된 생활습관 때문이죠. 나는 매일 저녁 발을 씻고 나서 로션을 바르고 아침에 일어나면 발을 마사지해요. 어쩌다 발을 안 씻으면 아내가 "오늘 저녁은 발 안 씻어요?" 할 정도로 습관이 몸에 배어있어요.

사람이 걷지 못하면 끝장 아닙니까? 모든 당뇨 환자가 발을 중요하게 여기는 생활습관이 몸에 배면 무서운 합병증도 예방할 수 있지 않을까 생각해요. 아무튼 합병증이 오기 전에 예방하는 것이 가장 중요해요.

저혈당에 대비해서 사탕과 인식표를 갖고 다니세요

저혈당 증세가 나타나면 빨리 당분이 있는 음식을 섭취해야 하기 때문에 사탕이나 단것을 항상 가지고 다니라고 권해요. 저혈당을 자주 겪는 사람이라면 몸의 이상 증세를 미리 감지해서 민감하게 대처해야 하고, 당뇨병 환자임을 나타내는 인식표를 지니고 다니는 게 좋아요. 혹시라도 잘못됐을 때 당뇨 환자임을 즉시 알 수 있으니까 응급 처치에 많은 도움이 되죠.

등산할 때 자신의 위치를
잘 파악하고 있어야 해요

산에는 잘 다니지 않지만 혼자 다니다 보면 나도 모르게 당이 올라가서 쓰러질 때가 있습니다. 그래서 휴대폰을 꼭 가지고 다녀요.

어느 해인가 세 명이 함께 제주도에 고사리를 꺾으러 갔습니다. 제주도 고사리가 유명하잖아요. 그런데 고사리를 찾으러 다니다 일행을 잃어버렸어요. 고향이 제주도이긴 하지만 고사리밭에서는 동서남북을 분간하지 못할 때가 있거든요. 게다가 안개도 끼어있고 비도 내리고 있었어요. 휴대폰으로 119에 신고를 하니까 어디냐고 묻는데, 위치를 모르니 답답했죠. 119가 와도 어디가 어딘 줄 잘 모르는 거예요.

그러니까 당뇨 있는 사람들은 산에 갈 경우, 여럿이 아니고 특히 혼자 갔을 때는 자신의 위치가 대략 어디쯤이라는 것을 꼭 알고 있어야 해요.

식사량을 줄이고 영양가 높은 것만
먹으려고 하지 마세요

첫째는 규칙적인 생활을 해야 되고 부지런해야 돼요. 그 다음에는 먹는 것을 조심해야죠. 누구나 식탐이 있잖아요? 안 먹으면 죽으니까. 하지만 먹는 양을 줄이고, 너무 영양가 많은 것만 골라 먹지 않는 게 좋아요.

나는 옛날에 갈비를 엄청나게 좋아했는데 몸에 안 좋다고 해서 지금은 안 먹어요. 내가 아는 사람은 과일을 좋아하는데, 사과도 한 번에 한두 개씩 먹고 포도도 한 송이씩 먹는다고 해요. 그래서 "글쎄, 먹고 건강하면 좋은데 나는 의사 선생님이 사과는 4분의 1쪽, 포도는 10알 정도만 먹어라 해서 그 이상은 안 먹어."라고 이야기했어요. 안 먹어도 괜찮은데 뭘 그리 많이 먹으려고 애쓸 필요가 있냐고 말했죠.

"지금은 건강해서 괜찮은데, 만일 합병증이 신장이나 눈에 왔다고 생각해봐. 그때는 고칠 수가 없으니까 지금부터 철저히 관리하는 게 좋지 않겠어?" 이런 이야기를 아주 간곡하게 합니다.

식탁에서 벗어나야 할 것 같아요

무엇보다 혈당 관리가 되어야 하는데, 음식에 대한 유혹에서 못 벗어나는 사람이 너무 많아요. 나는 식이요법의 달인이 다 되었다고 할까, 맛있는 음식을 봐도 욕심이 없어요.

식탐을 버리는 게 중요해요. 먹기 위해서 사는 것이 아니고 살기 위해서 먹는 걸로 바꾸어야죠. 많은 사람들이 음식에 대한 유혹에서 벗어나질 못해요. 근데 사실은 당뇨병 환자가 못 먹는 음식은 없거든요. 물론 양을 조절하기만 한다면 말이죠.

보약이나 민간요법보다는
밥의 양을 조절해요

이왕이면 흰밥보다는 식이섬유와 영양이 풍부한 잡곡밥이 좋고, 밥의 양도 무조건 줄여야 합니다. 단번에 줄이기는 힘드니까 먼저 3분의 1을 줄이세요. 그리고 꾸준히 운동하고, 처방해주는 약을 규칙적으로 복용하면 다른 것은 필요 없어요.

의사 선생님이 "영지나 상황버섯이 당뇨에 좋다고 하는데, 절대 먹지 마라. 다 소용없다. 보약도 절대 먹지 마라." 하더라고요. 보약을 먹으면 혈당이 안 떨어진다고요. 의사 선생님은 단백질 섭취를 많이 하면 안 좋다고 해요. 그러면서 "건강한 사람이랑 똑같이 생각해라. 충분한 영양소를 골고루 섭취하고 그 대신 운동을 해서 칼로리를 소비해라." 그것만 잘 지키면 된다고 해요.

약을 규칙적으로 복용하면서
스스로 노력해야 돼요

당뇨로 진단받았을 때는 의사의 처방대로 약을 처음부터 복용하는 것이 좋아요. 나는 내키는 대로 먹고, 어지럽다며 안 먹고 하면서 1년을 그냥 보내고 말았어요.

처음부터 철저히 조절하면 혈당이 제대로 조절되겠죠? 내가 환자다 생각하고 신경 써서 조절을 하면 크게 무리는 없을 것 같아요. 아무튼 처음에는 대수롭지 않게 생각해서 신경을 안 쓰는데, 처음부터 신경을 쓰세요.

처음에는 잔뜩 겁을 먹는 것이 필요해요. 의사의 지시대로 과일도 하루에 반쪽만 먹어야 돼요. "사과도 반쪽, 귤도 반쪽, 이렇게 먹으라는데 그것만 먹고 되겠어?" 하면 안 되죠. 병을 고치려면 스스로 노력을 해야 돼요.

무엇보다 마음을 밝게 갖는 것이 중요해요

당뇨 관리에는 식이요법이 가장 중요한 것 같아요. 다른 사람도 그렇고, 내가 직접 겪어봐도 음식 조절이 안 돼서 합병증으로 고생하는 사람들이 많더라고요.

어떤 사람은 걷기 운동으로 혈당을 조절하더군요. 나도 건강을 위해서 걸어보려고 했는데, 양쪽 다리 관절이 안 좋아 많이 걷지를 못하니까 힘들더라고요. 그래서 시장을 슬슬 돌아다니는데, 내가 사는 동네에서 경동시장까지 일부러 배낭을 메고 지하철을 타고 가요. 그러고는 운동이라고 생각하면서 시장을 걸어다니는 거죠. 반찬도 사고.

그런데 항상 불안한 마음을 갖거나 우울한 사람이 생각보다 많아서 놀랐어요. 그런 사람은 아무리 약을 먹고 운동을 하고 식이요법을 해도 제대로 관리가 되지 않아요. 나는 마음을 밝게 갖고 누구든 미워하지 않고 원망하지 않으려고 노력합니다.

가능한 한 마음을
가볍게 해야 이겨낼 수 있어요

당뇨를 병이라고 생각하지 않는 것이 좋아요. 성격상 조그마한 일에도 고민하는 사람이 더 심각해지더라고요. 다른 병도 마찬가지지만, 어차피 당뇨에 걸렸으니 관리만 잘하면 괜찮다는 마음으로 지내는 것이 좋을 것 같아요. 당뇨 합병증 때문에 고생하는 사람들에게는 도움이 별로 안 되겠지만요. 어쨌든 젊은이든 나이 든 사람이든 마음이 가벼워야 병도 이겨낼 수 있어요.

신념을 가지고
규칙적인 생활을 하세요

혈당 검사를 하다 보면 자기 몸에 대해 자동적으로 알게 되더라고요. 자신의 혈당에 맞는 관리를 어떻게 해야 하는지 1년쯤 지나면 웬만큼 알게 돼요. 의사 선생님도 한결같이 강조하는 게 "밥 많이 먹지 말고 채소 많이 먹고 운동 열심히 해라. 그러면 좋아질 수 있다." 하는 거죠. 어차피 당뇨는 완치라기보다는 평생 관리해야 하는 병이니까 너무 심각하게 걱정할 필요가 없는 것 같아요.

걱정만 잔뜩 하고 '이제 죽었구나!' 그러면 안 되죠. 고칠 수 있다는 희망을 갖고 관리하면 어려운 것도 아니더라고요. 산에 오르기는 힘들어도 한 발 한 발 내딛으면 정상에 오를 수 있는 것처럼, 당뇨 관리도 그렇게 어려운 게 아니거든요.

05

의사 선생님, 이렇게 해주시면 좋겠어요

당뇨는 만성질환이기 때문에 의사에게 정기적으로 진료를 받아야 합니다. 그런데 자주 만나는 의사에 대해 긍정적으로 말하는 환자도 있고 부정적으로 말하는 사람도 있습니다.

어떤 환자는 동네 병원에서 치료를 받으면 오래 기다리지 않아도 되고 의사 선생님이 친절하고 설명도 자세하게 해주고 비용도 적게 든다며 긍정적으로 말합니다. 또 다른 환자는 잘 아는 의사 선생님이 매우 친절해서 오히려 당뇨 관리에 필요한 경각심을 갖지 못한다고 말합니다. 환자에 따라 의사의 고압적인 태도가 필요하다는 생각을 갖고 있는 경우도 있습니다.

어떤 환자는 젊은 나이에 당뇨병을 앓고 있다고 의사 선생님이 면박을 주어서 의사에 대해 부정적인 인상을 갖게 되었다고 말합니다. 다른 환자는 자신이 원하는 정보를 의사 선생님이 충분히 설명해주지 않았다며 부정적으로 말하기도 합니다.

어쨌든 당뇨 환자는 당뇨를 관리하기 위해 개인의 특성에 맞는 현실적이고 구체적인 정보를 의료인들이 제공해주길 희망합니다. 또한 환자의 경제적인 부담을 덜 수 있는 다양한 정보를 바랍니다. 궁금한 내용을 물어볼 수 있도록 의사와 충분한 시간을 갖고 편안한 대화를 원하기도 합니다.

특히 의료체계에 대한 요구로서 의료보장의 확대와 당뇨 예방을 위한 공공 교육의 필요성을 강조합니다. 만성질환인 당뇨병은 관리하는 데 경제적 부담감을 갖는 경우가 많기 때문에 이에 대한 경제적 지원을 요구하는 사람이 많았습니다.

☐ 당뇨 관리는 경제적인 부담이 크기 때문에 국가에서 지원을 해주면 좋겠다.

☐ 혈당 검사, 약값 등 때문에 경제적 부담이 많이 된다.

☐ 당뇨에 대한 경각심을 일깨우는 교육을 정부가 해주었으면 좋겠다.

☐ 실제 당뇨 환자들을 통해 산교육을 시킨다면 효과가 아주 클 것이다.

동네 병원 의사 선생님이 친절해서 좋아요

좋다는 대학병원을 다 가봤지만 그때마다 아주 기분이 나빠요. 지금은 좀 나아졌지만 전에는 진료를 받으려면 대기실에서 적어도 한두 시간을 기다려야 했죠. 그렇게 힘들게 의사를 만나면 "어떠세요? 별 이상 없죠? 예, 됐습니다. 다음에 오세요." 이렇게 몇 마디 하고 끝이에요. 내가 고작 그 몇 마디 들으려고 두서너 시간을 허비했나 하고 생각하면 화가 나죠.

그래서 요즘은 큰 병원 가서 의사와 충분히 이야기도 나누지 못하고 처방전만 받아 나오느니 차라리 동네 병원에 갑니다. 의사 선생님이 얼마나 친절한지 아주 감탄했어요. 30년 가까이 매일 혈당을 측정한 기록을 보여줬더니 의사 선생님이 깜짝 놀라요. 여러 조언도 많이 해주고……. 정말 고마운데도 진료비는 내가 다니던 큰 병원의 3분의 1, 5분의 1도 안 돼요.

의사와 친해지면서 당뇨 관리에 소홀해졌어요

병과 관련해서는 전적으로 의사에게 의지를 많이 하는 편이에요. 하지만 스스로 의지를 갖고 관리를 못하는 경우 역효과를 가져올 수도 있어요.

의사는 환자의 상황에 따라 좀 권위적인 태도가 필요할 때가 있죠. 항상 상냥하게 "식사 조절하세요." 이렇게 얘기하는 것과 다소 퉁명스럽게 "이런 식으로 하면 당신 죽습니다." "똑바로 하세요!" 하는 경우를 비교해보세요. 둘 다 환자를 위한 고언인데, 자극을 받는 것은 오히려 후자 같아요. 그래서 환자의 의지와 관계된 부분은 약간 고압적이고 권위적이며 강하게 말하는 게 맞고, 환자가 이해하지 못하는 부분 등은 자상하게 설명해주면 좋겠어요.

당뇨 합병증 증상에 대한 의사의 명쾌한 설명을 듣고 싶어요

병원에 가서 제일 궁금한 게 그거예요. 왜 살짝만 부딪혀도 상처가 나는지. 그것도 당뇨 합병증 때문인지 물어봤는데 시원하게 말해주는 의사 선생님이 없네요. 이 병원 저 병원 다니면서 물어봐도 마찬가지니 답답해요.

나하고 똑같은 증상을 가진 사람이 있어요. 부딪히면 상처가 나고 잘 아물지도 않고. "그 사람도 당뇨 있습니까?" 하고 물어보니까 당뇨가 있대요. 그럼 "합병증은 있습니까?" 물었더니 그런 건 없대요. 그래서 당뇨가 심한 환자한테 물어보니까 당뇨 합병증으로 협심증에다 시력도 나빠지고 이도 빠지고 굉장하더라고요. 그런데 피부는 깨끗하대요.

상처가 잘 나고 검붉어지는 피부 상태에 대해 의사의 명쾌한 설명을 들었으면 좋겠어요. 혹시나 하고 방송에도 귀를 기울이는데, 발의 감각이 둔해져서 자칫 상처가 나고 썩게 되는 족부 합병증 이야기만 나오더라고요.

젊은 나이에 당뇨냐고 반문할 때 부담스러웠어요

병원 의사들마다 이야기가 다 달라요. 대학병원에도 다녔지만 이

제는 동네 병원을 더 자주 다녀요. 좀 다니다가 안 나으면 또 다른
병원을 가고 그러는데, 병원을 옮길 때마다 "당뇨가 있어요." 이
얘기를 먼저 해야 되는 불편함이 좀 있어요. 그러면 대뜸 첫마디가
"어머, 그 나이에 벌써요?" 하고 똑같은 반응을 보입니다. 그게 내
잘못만은 아닌데도 "젊은 나이에 왜 그렇게 됐냐?" 이렇게 얘기하
더라고요. 이제는 그런가 보다 하고 "아, 그래요. 네." 이렇게 넘기
는데, 처음에는 부담스러웠어요.

초기 운동법이나 식사요법을 자세히 설명해주면 좋겠어요

병원에 가면 의사 선생님이 잠깐 진료하고 당뇨약만 처방해주는
데, 당뇨 환자에게 필요한 운동법이나 식사 조절 요령 등을 알려주
고 그걸 꼭 실천할 수 있도록 얘기를 좀 해줬으면 좋겠어요. 당뇨
병이라는 것만 알려주고는 생활 속에서 어떻게 관리하는지 일언
반구도 없었어요. 지금도 마찬가지고요.

　의사 선생님이 진행 과정을 잘 얘기해주고, 지켜야 할 사항에 대
해 세세하게 얘기를 좀 해줬으면 좋겠어요.

개인에게 맞는 구체적인 관리방법을 가르쳐주면 좋겠어요

가정의학과나 내분비과에 가봐도 본인이 잘 관리하라는 천편일률
적인 말뿐이에요. 물론 그 이상은 없겠지만……. 당뇨를 관리하기

위해서는 생활 속에서 스스로 실천해야 되는 게 맞는 거죠. 사람마다 생활방식이 다른데 한 가지만 하라고 하면 관리가 안 되잖아요.

그래서 사람들이 이해하기 쉽고 따라 할 수 있도록 프로그램 같은 것이 있으면 좋겠어요. 개인 맞춤까지는 아니더라도 10여 가지의 유형을 만들어 관리를 한다면 좀 더 당뇨에 대해서 신경 쓸 수 있을 텐데 하는 생각도 들어요.

규칙적으로 운동하라는 말은 많이 듣는데, 사실 운동 안 하고 싶은 사람이 어디 있겠습니까. 이를테면 실내자전거를 타면 혈당이 얼마만큼 좋아진다, 1주일에 최소 3일 이상은 운동해라, 매일 버스로 출퇴근한다면 20분 정도 걷고 나서 버스를 타라 등 당뇨병 환자의 생활환경과 접목되는, 구체적이고 피부에 와 닿는 현실적인 지침이 있으면 좋겠어요.

보험 혜택을 받도록
처방을 조절해주면 도움이 될 것 같아요

병원에서 의료보험이 적용되는 약으로 처방을 해주면 약값이 확 떨어지더라고요. 10년 가까이 그걸 몰랐는데, 담당 의사 선생님이 바뀌면서 "이렇게 바꿔드릴게요." 하더니 2개월 치 약값이 10만 원 가까이 떨어졌어요.

그런 데까지 신경을 안 쓰는 의사들이 많은 것 같아요. 하지만 환자 입장에서는 비용 차이가 엄청나죠. 당뇨 초기에는 1개월에 50만 원 가까이 들 때도 있었어요. 더군다나 아이 가졌을 때는 비용이 더 들어갔죠. 특히 아이가 성장하는 것을 계속 봐야 되니까 병원에 갈 때마다 초음파 진달을 받았는데, 그 비용이 부담이 돼서 보건소를 갔어요. 초음파가 무료잖아요. 그래서 1개월에 초음파를 두 번씩 받았죠.

보건소의 젊은 의사 선생님들이 정보를 많이 알려주면 도움이 더 될 것 같아요.

편안히 얘기할 수 있는 의사 선생님이 있으면 좋겠어요

요즘은 의사들이 환자 진료하는 시간이 '3분'이라고 하잖아요. 그만큼 하루에 진료하는 환자가 많은 거죠. 진료실에 들어가면 미리 당화혈색소를 보고 판단을 하고 있어요. 결과적으로 처방받는 것 말고는 별다른 이야기를 못해요. 이를테면 "약을 바꿔주세요." 같은 이야기도 의사 선생님 만나서는 못해요. 그래서 종합병원 말고 개인병원 같은 곳에서 편안하게 상담을 하면 좋겠다고 생각하는데, 그런 병원 찾기가 힘드네요.

국가에서 지원을 해주면 좋겠어요

약값과 혈당 측정 시험지 값이 만만치 않아요. 50개들이 한 통에 2만 원이고 거기에 약값까지 더해지니 부담스럽죠. 비용은 부담스러워도 집에서 직접 확인할 수 있어서 좋아요. 이 정도의 당뇨

대란이라면 어느 정도 국가적인 지원이 있어야 할 텐데, 그런 게 없어서 안타까워요.

끊임없이 들어가는 비용 때문에 경제적 부담이 많이 돼요

잠을 자는데 손발이 너무 저리고 손을 제대로 펴지 못할 정도로 아팠어요. 병원에 갔더니 당뇨 초기 증상이라더군요. 6개월인가 8개월 동안 약을 복용했더니 좋아졌어요. 캡슐형 약이었는데, 약값이 되게 비싸요. 한 알에 1,700원이었죠. 의료보험 적용이 안 돼서 약값을 기억해요. 이래저래 약값으로 나가는 비용이 많아서 부담스러워요. 혈당 검사도 횟수를 줄이다가 아예 안 하는 이유도 검사에 필요한 알코올 솜 같은 소모품 비용이 너무 많이 들어가서 그런 거예요. 요즘은 일회용 알코올 솜도 개별 포장으로 나오는데, 가격을 무시할 수가 없죠. 그리고 혈당 측정 시험지로 하루 서너 번씩 검사를 하는데, 여러 번 손가락 끝을 침으로 찔러대니 피멍이 들어 보기가 흉했어요. 아이가 어렸을 때라 아이를 키워야 되니까 검사를 꼭 했거든요.

어쨌든 1개월에 약값만 10만 원쯤 들어가니까 경제적인 부담이 커요. 요즘은 아침저녁으로 고지혈증 약 다섯 알에 인슐린 주사를 43단위 맞는데, 아침을 안 먹어도 약으로 배가 부를 정도라고 농담 삼아 이야기하죠. 그리고 자주 가는 내과나 이비인후과 약까지 먹으니 속이 너무 안 좋아졌어요. 끊임없이 들어가는 약값 때문에 남편이 힘들어서 못 살겠다고 하는 말, 이해해요.

경각심을 일깨우는 교육을
정부가 해주면 좋겠어요

당뇨병 환자 가운데는 나처럼 아무 일 없는 사람이 있는 반면 관리를 잘 못해서 자기 몫을 제대로 하지 못하는 사람도 많아요. 자기 몫의 한 30~40퍼센트밖에 못해요. 그만큼 힘이 없고 폐인이 되어가는 거 아닙니까? 쓸모없는 국민이 되는 거죠. 이런 걸 국가가 인식해서 어떤 대책을 세워줬으면 하는 바람입니다. 좀 더 교육을 많이 할 수 있도록 자금 지원을 더 해주든지, 아니면 텔레비전이나 이런 매체를 통해서라도 국민들에게 경각심을 자꾸 일깨워줄 필요가 있어요. 많은 사람들이 보는 시간대에 당뇨의 심각성 교육, 이런 걸 정부가 해줬으면 좋겠어요.

학교에서 당뇨 교육을 하면
아주 효과적일 거예요

당뇨는 가족력이 중요하다고 하지만 사실 가족력이 전부는 아닌 것 같아요. 당뇨의 원인을 나름대로 생각해보니까 스트레스와 음식 때문인 것 같아요.

초등학교부터 중학교, 고등학교까지 당뇨 교육을 하면 좋을 것 같습니다. 실제로 병원을 방문한다든지 강연을 통해 당뇨 환자의 경험담을 들으면서 체험할 수 있는 현장 교육이 필요한 것 같아요.

패스트푸드나 인스턴트식품, 기름진 음식 등을 줄이는 올바른 먹거리 교육을 학교에서 정기적으로 하면 당뇨병이 감소되지 않을까 생각해요.

온 국민을 대상으로 당뇨 예방 캠페인을 하는 것도 좋지만 어렸을 때부터 교육 현장에서 당뇨 교육을 한다면 그 효과가 엄청날 거예요.

당뇨 환자의 제1수칙, '내 몸은 내가 지킨다'

먹는 일, 운동하는 일, 쉽지 않죠. 나이 많은 당뇨 환자들이 하는 말이 있습니다. "선생님은 우동 한 그릇 사준 적도 없으면서 올 때마다 이렇게 먹는 것 가지고 시비를 겁니까?"

가만 생각해보니까 그 말이 맞습니다. 하지만 먹는 것 가지고 뭐라고 얘기를 하는 것은 다 이유가 있습니다.

식사요법도 내 입으로 밥이 들어가는 일이요, 운동도 내 육신을 움직이는 일입니다. 당뇨 환자는 검사도 스스로 알아서 합니다. 인슐린 주사도 스스로 맞습니다. 바로 여기에 해답이 있습니다. 즉 내 스스로 해야 되는 것이기 때문에 어떻게 보면 굉장히 편한 병일 수 있습니다.

만약 식사요법을 돈을 주고 옆집에 있는 친구에게 부탁하면, 그게 가능하겠습니까? 수월하겠습니까? 어렵죠. 운동도 마찬가지입니다.

내가 알아서 먹고, 스스로 알아서 하는 일이니까 다른 병에 비해 훨씬 간편하고 쉬운 병이라고 생각하는 것이 필요합니다. 그래서 당뇨는 자기 관리의 병이고, 내 스스로 충분히 이겨낼 수 있는 병입니다.

당뇨 환자들이 더 나은 삶, 더 건강한 삶을 살 수 있도록 애쓰는 분들이 주변에 많다는 것을 인식하고 산다면 당뇨는 그렇게 벅

차고 힘든 병만은 아닙니다.

당뇨병은 '내가 스스로 꾸준히 해나가면 전혀 어려움이 없다.'라
는 걸 잊지 마시기 바랍니다.

도움을 준 기관들

- 계명대학교 동산의료원
- 고려대학교 구로병원
- 단국대학교병원
- 대한당뇨협회
- 삼성서울병원 당뇨 환우회
- 서울대학교병원 당뇨 환우회 서당회
- 을지병원
- 제주대학교병원
- 중앙대학교병원
- 한림대학교의료원
- 한양대학교병원